ことばの遅れが気になるなら

接し方で子どもは変わる

監修 古荘純一
青山学院大学教授
小児精神科医

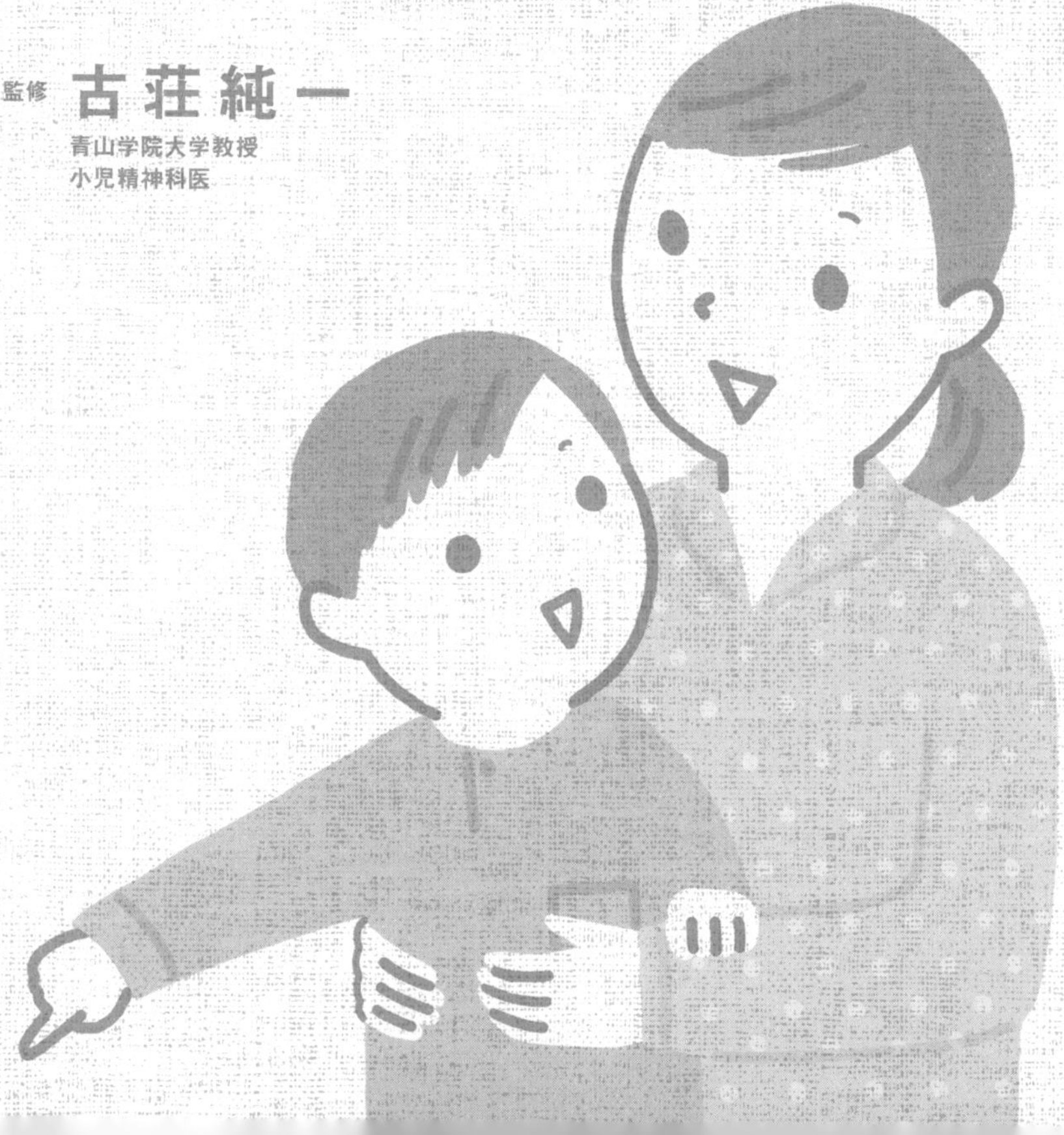

健康ライブラリー
スペシャル
講談社

まえがき

ご自身のお子さんやお孫さんに「ことばの遅れ」があると、誰しも心配になるものでしょう。ついついよその子と比べてしまい、不安になるお気持ちはよくわかります。

しかし、心配なあまりお子さんに無理をさせていませんか？　ことばの言い間違いを正したり、発語の訓練ばかりさせることは、お子さんにとって必ずしも楽しい時間ではなく、また、親御さんの不安を軽減できるとは限りません。「ことばの遅れ」とひと言でいっても、背景はさまざまです。個人差もあります。過剰に心配していろいろな訓練をおこなっても、その子のコミュニケーション能力が改善するということは証明されていません。

言語訓練についてはまだ一貫したサポート体制などが整っておらず、就学時に終了となることも少なくありません。そのため訓練がそれ以降によい結果を示しているかわからないのです。

ことばの発達には、「ことばを発する」だけでなく、自分の意思を伝えたり、相手の意思を理解するコミュニケーションの能力が実はとても大切です。ことばが少なくても、表情やちょっとした仕草でコミュニケーションをとっているお子さんも多いのです。

私は、発語の訓練にこだわるよりも、子どもに安心安全な環境を提供しながらいろいろなことを体験させるほうが、将来的にコミュニケーション能力を高めるのではないか、と考えています。

また、「ことばの遅れ」のなかには、不安を抱えている、非常にショックな体験がある、気持ちがふさぎ込む、といった心理的状況によって、ことばを発することができなくなるケースもあります。その場合は、単にことばの訓練をおこなうのではなく、不安や外傷体験をふまえ、治療的なかかわりが必要となります。

本書をお読みいただく方に、「ことばの遅れ」を心配して短期的な発語練習にこだわるのではなく、「将来的なコミュニケーション能力の向上や子どもの幸福感につながるようにかかわる」というメッセージをお伝えできれば幸いです。

青山学院大学教授　小児精神科医
古荘純一

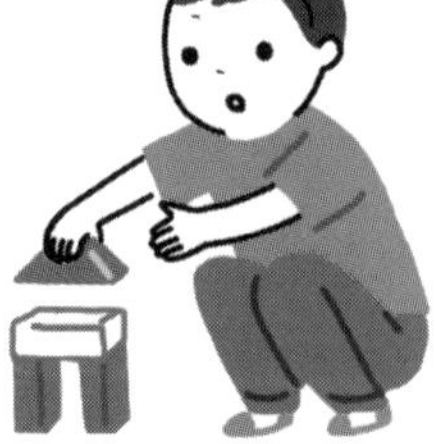

2 接し方を変えてことばを育てよう

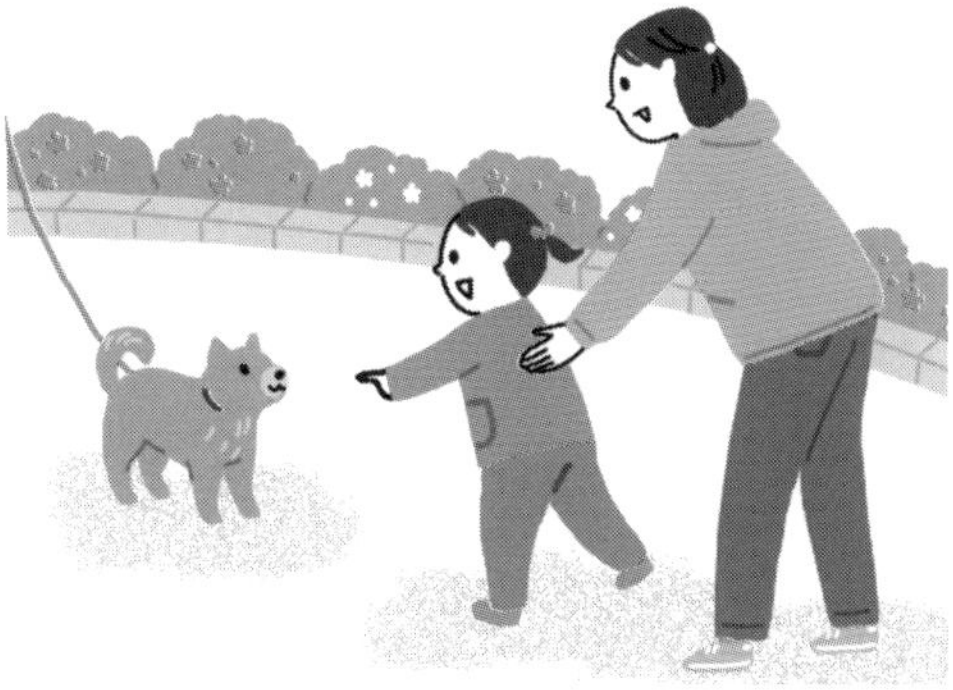

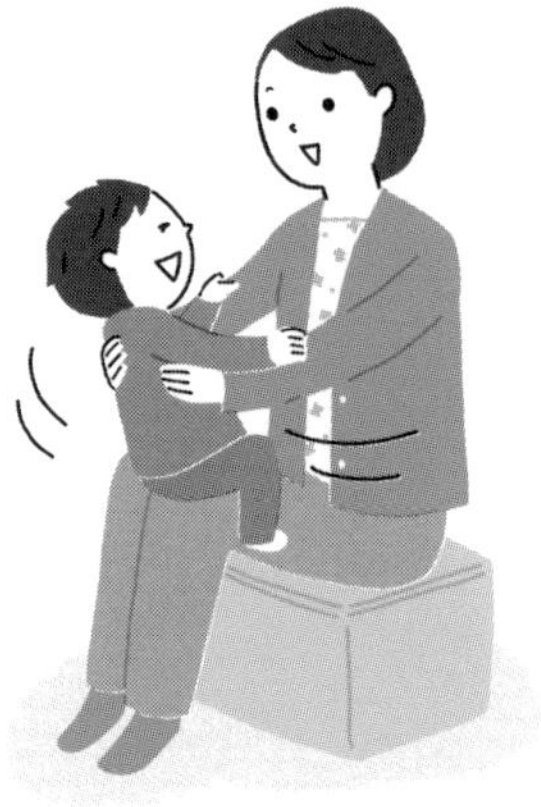

3 感覚遊びを発語につなげよう

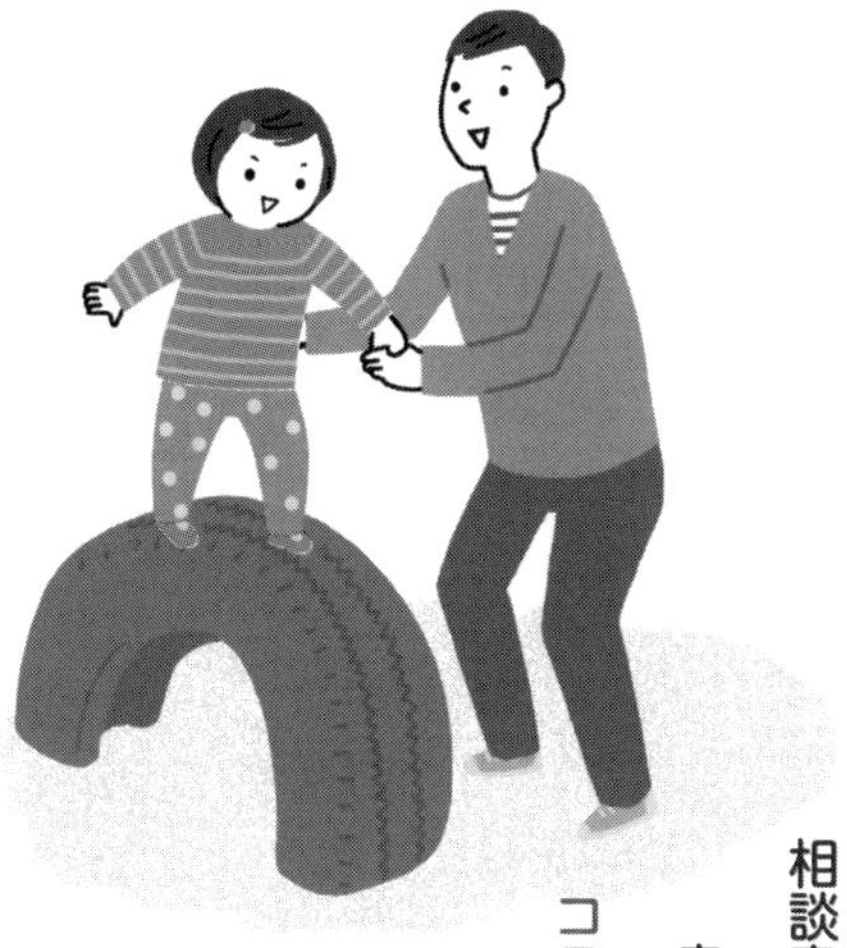

4 特性をとらえ子どもの幸福感につなげよう

ことばをはぐくむ接し方 5つのポイント

まわりの子はおしゃべりをはじめたのに、うちの子はことばが遅い……。
自分の責任ではないか、と思い悩む人も多いようです。
そんなときは「どうして」ではなく、「どう接したらよいか」に目を向けましょう。
「ことばの芽」をみつけ、ことばをはぐくむ5つのポイントを紹介します。

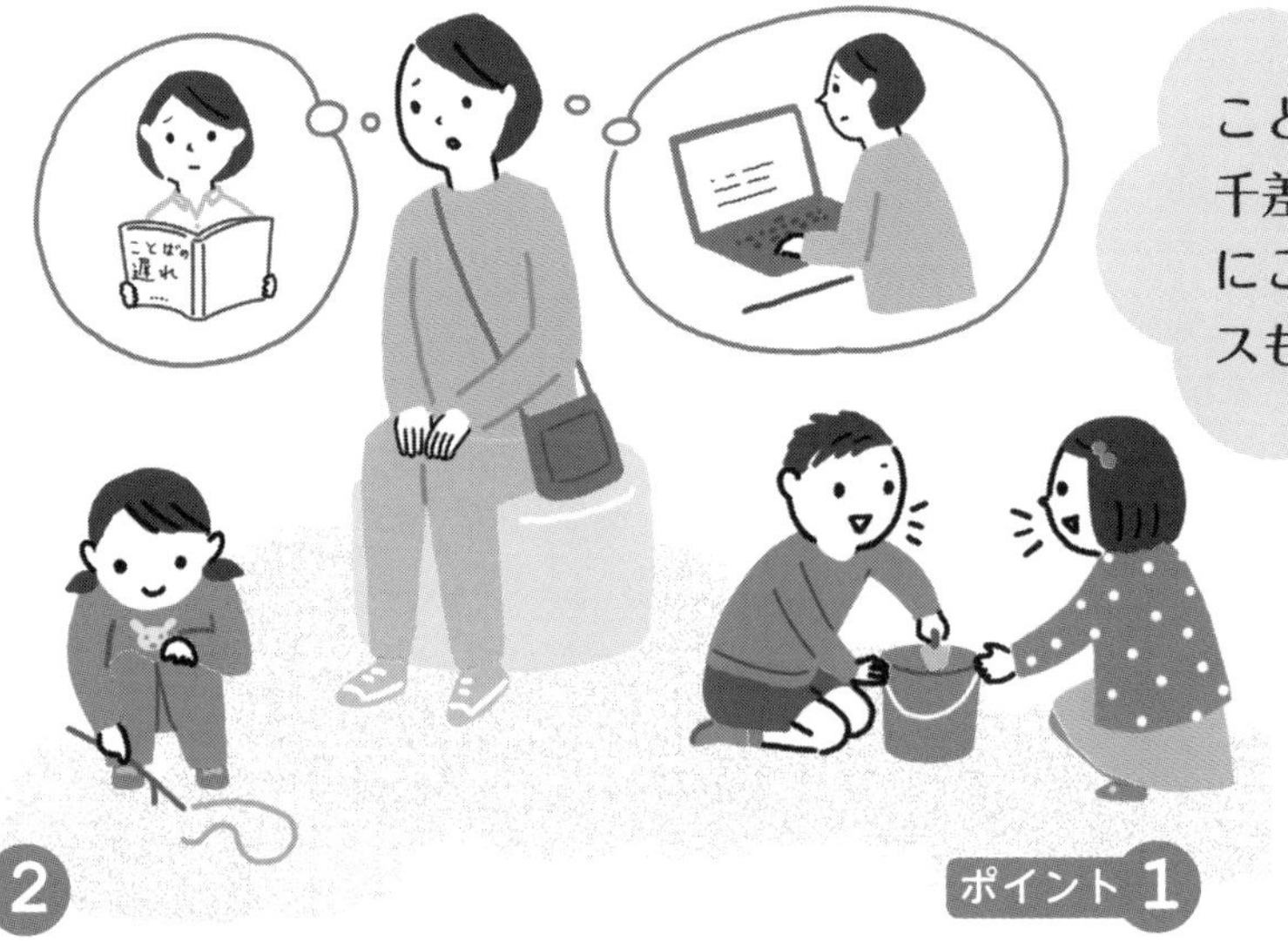

ことばの発達速度は千差万別。成長とともにことばが出るケースも多くみられます

心配のしすぎは、子どもから笑顔を奪ってしまう

ポイント 1

子どもといっしょに楽しむ。笑顔を増やす工夫を

　笑顔や笑い声のなかには「ことばの芽」が隠れています。子どもが楽しいと感じているものに目を向け、いっしょに楽しみましょう。子どもの笑顔を増やすことがことばの発達につながります。

ポイント 2

せかさない、叱らない、強制しないことが大切

　子どもがなにかを伝えようしているのにせかす、言い間違いを叱る、正しいことばを強制するといった接し方は逆効果です。子どものペースに合わせ、「ことばの芽」をゆっくり育てましょう。

子どもと絆（愛着）を築く、かけがえのない時期を大切にしましょう

子どもを不安にさせない。不安はことばの発達にも影響をおよぼす

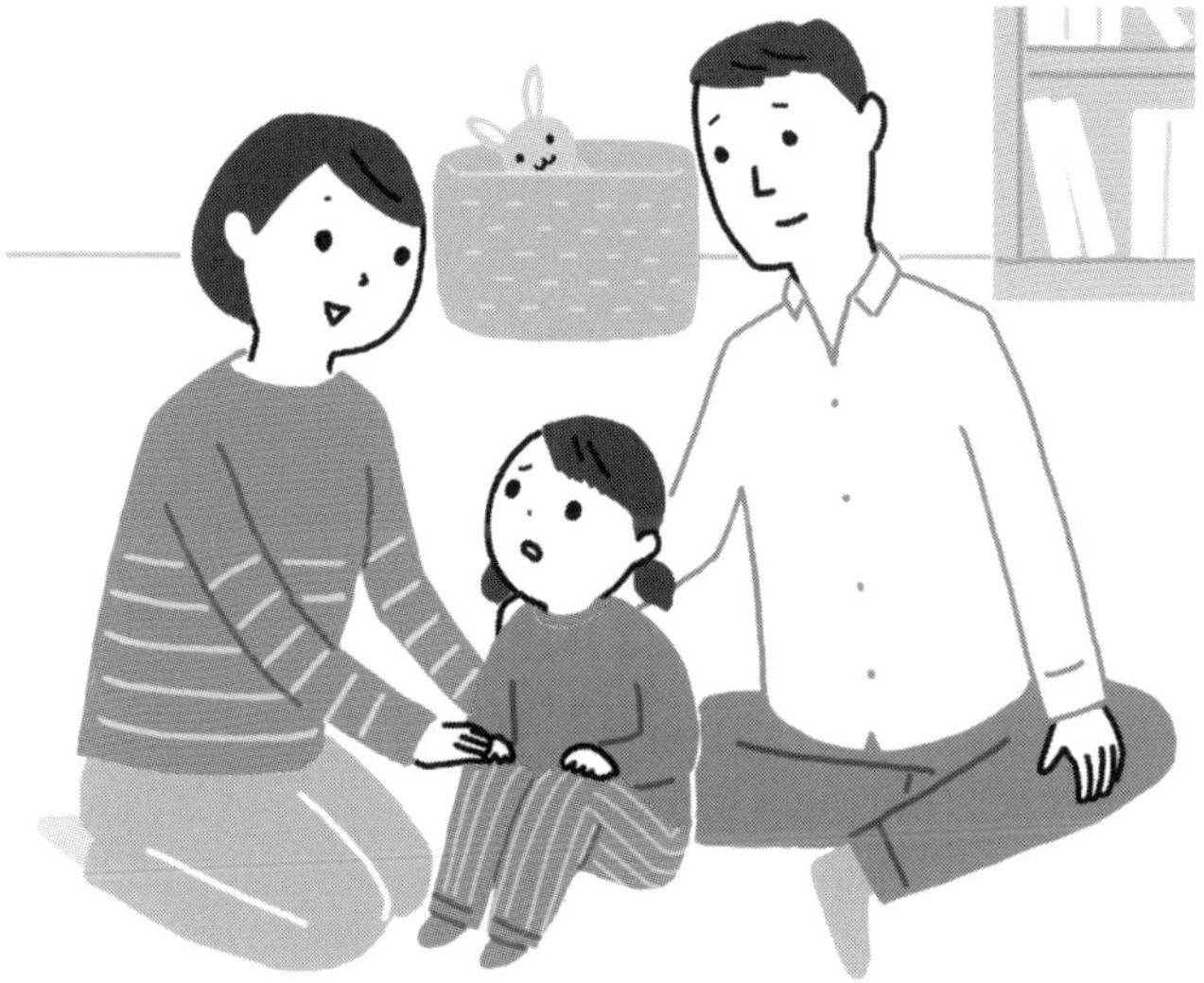

親が不安に思っていると子どもは敏感に感じとるものです

ポイント3

好奇心を育てることがことばの発達につながる

これもあれもダメ、と制限をつけると、子どもの好奇心は育ちません。ことばを発信したいという気持ちも高まりません。安全を確認したうえで、自由に探索できる環境をつくってあげましょう。

ポイント4

「自分でできた」をしっかりほめる

できないことではなく、できたことの積み重ねが大切です。とくに、自分からすすんで手を洗った、お手伝いをした、などの自発的な行動がみられたら、少し大げさなくらいほめてあげましょう。

ポイント5

遊びや生活のなかでスキンシップを増やす

ことばの発達は、情緒とも深く関係しています。「なにがあっても大丈夫」という安心感や愛情を伝えるためにも、意識的にスキンシップの時間を増やすよう心がけましょう。

ことばの遅れ＝発達障害と決めつけないで！

乳幼児期の診断はあいまい。原因探しより環境づくりを

「発達障害」が広く知られ、関心が高まるにつれ、ことばの遅れをすぐに発達障害と結びつけるケースが増えています。

そもそも発達障害とは、脳の働きになんらかの不具合やかたよりが起きている状態を言います。その結果、周囲の状況にうまく適応できなかったり、生活するうえでさまざまな困難が生じたりします。

発達障害にはASDやADHDなどいくつかのタイプがあります。

脳のどの機能に不具合があるかによってタイプは異なり、複数のタイプが重なって明確に区別できないケースも少なくありません。

とくに一～三歳ぐらいの子どもは、発育過程での個人差がとても大きく、ことばの遅れだけで発達障害を診断することは困難です。

安易に決めつけず、まずはことばを育てる環境づくりに重点をおきつつ、心配なことは専門家に相談しましょう。ただし、難聴が疑われる場合には早めの対処が必要です。できるだけ早く聴覚検査を受けましょう。

代表的な発達障害のタイプ

ASD
（自閉スペクトラム症）
コミュニケーションやことばの発達に特異性があるほか、特定のものへの強いこだわりがみられる

ADHD
（注意欠如・多動症）
注意力が散漫で、落ちつきがない。また、衝動的な行動をとることもある

DCD
（発達性協調運動障害）
ボタンをとめられない、極端な不器用さ、運動が苦手などで日常生活に支障をきたす

LD
（学習障害）
知的機能全般に遅れはみられないが、読み・書き・計算などのうち特定の学習に困難が現れる

※発達障害の病名は、現時点で一般的に使用されている病名を用いている

プロローグ

自分を責めないで。発想を変えてみよう

ことばの遅れがあると、
親は心配になるものです。
ここでは、そんな３つのケースを紹介します。
不安な気持ちを抱えていては、
子どもの笑顔を引き出すことはできません。
発想を変え、考え方を前向きにする
ことで、今すべきことが
見えてくるはずです。

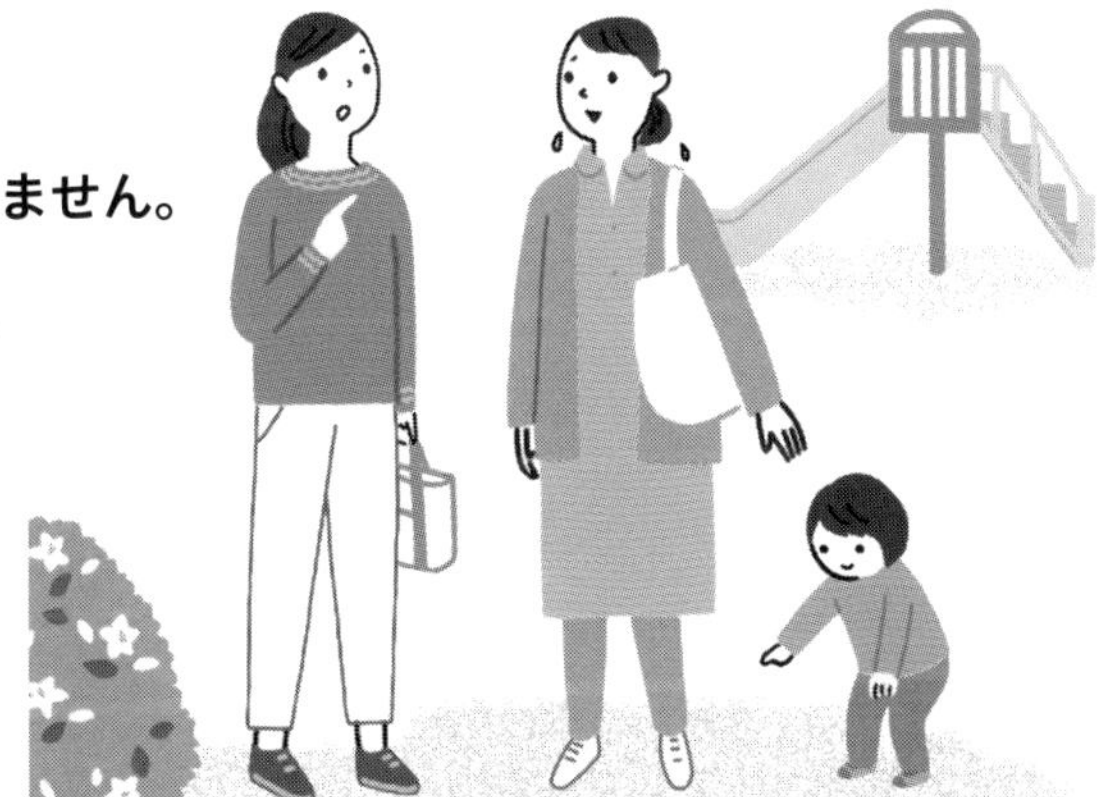

ことばの遅れ
ケース①

義母に「発達障害」と言われ……不安です

1 まわりの子どもと比べうちの子はちょっとことばが遅いかも

まわりのお友だちはことばが出はじめているのに、うちの子は無口なまま。「アー」とか「ワー！」と大きな声を出すのは、なにかしてほしいときや、いやなときだけです。

2 元気に遊んでいるしもうじき出るだろう

ことばは遅いものの、毎日元気に機嫌よく遊んでいるし、こちらの言うことも理解しているようです。夫や実家の母に相談すると、そのうち出るだろうからあまり心配ないのでは、と言われました。

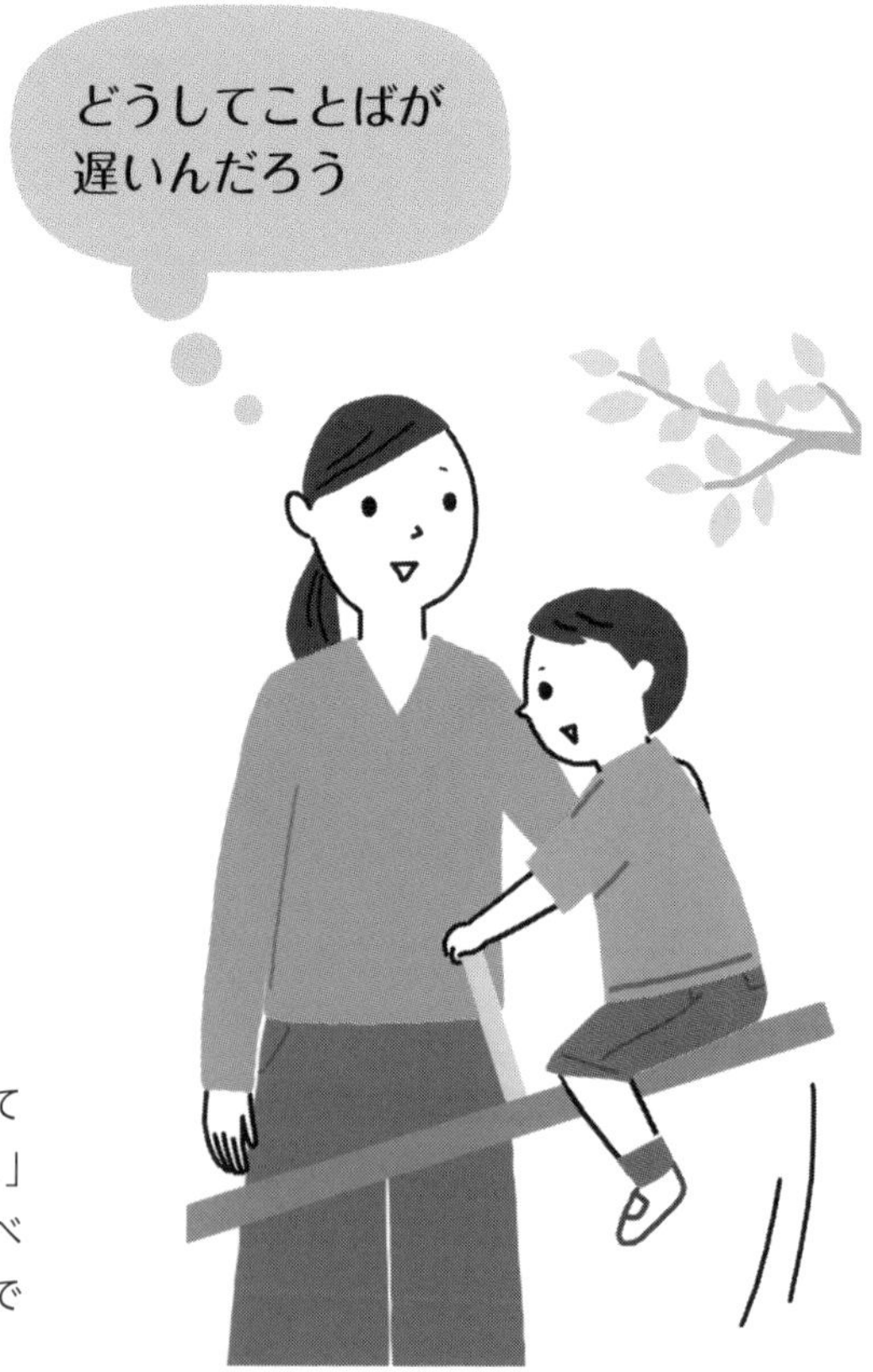
どうしてことばが遅いんだろう

3 なぜ、ことばが遅いのだろう。ちょっと心配だな

２歳になっても単語の数があまり増えていません。ほかの子は「ばあば、きたよ」というように二語で話しているのに。比べても意味がないと頭ではわかっているのですが心配です。

4

義母に「発達障害じゃないの？」と言われ、家のなかがピリピリしている

2歳半になってもことばが増えず、訪ねてきた義母から「発達障害じゃないの？」と指摘されました。それ以来子どもの様子に過敏になってしまい、緊張した雰囲気が続いています。

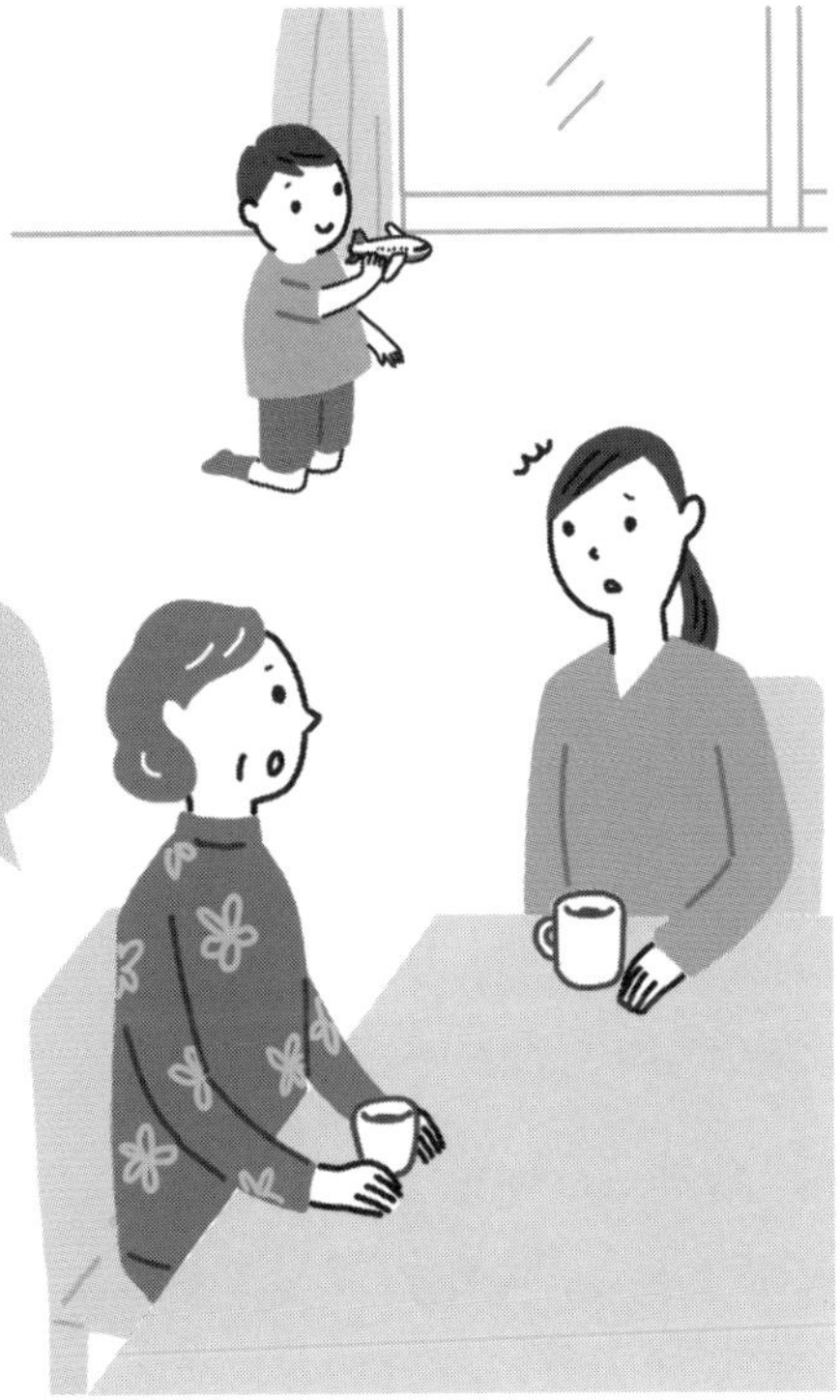
発達障害じゃ
ないの？

5

インターネットにも書いてある。どうしよう、もしかしたら……？

発達障害について調べると、思いあたることが多く、調べれば調べるほど不安に。どこに、誰に相談すればよいのかわからず不安です。

6

どうしていいのかわからない。責められているみたいでつらい

読み聞かせを増やしたり、話すようにうながしてみたりしたものの最近はいやがることもあり、どうしていいのかわかりません。私の子育てのせいだと責められているようで憂うつです。

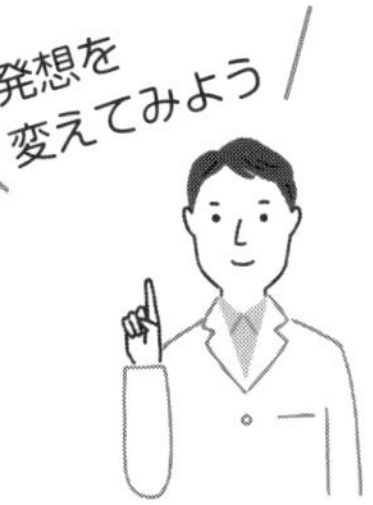
発想を
変えてみよう

発達途中の可能性も。身近にいる専門家に相談してみましょう

あなたのせいではありません。心配であれば専門家に相談しましょう。健診のときに保健師に話を聞いてもらってもよいですし、かかりつけの小児科医、自治体の相談窓口など、話をきちんと聞いてもらえる相手を選び相談するとよいでしょう。

ことばが遅いのは英才教育が原因？

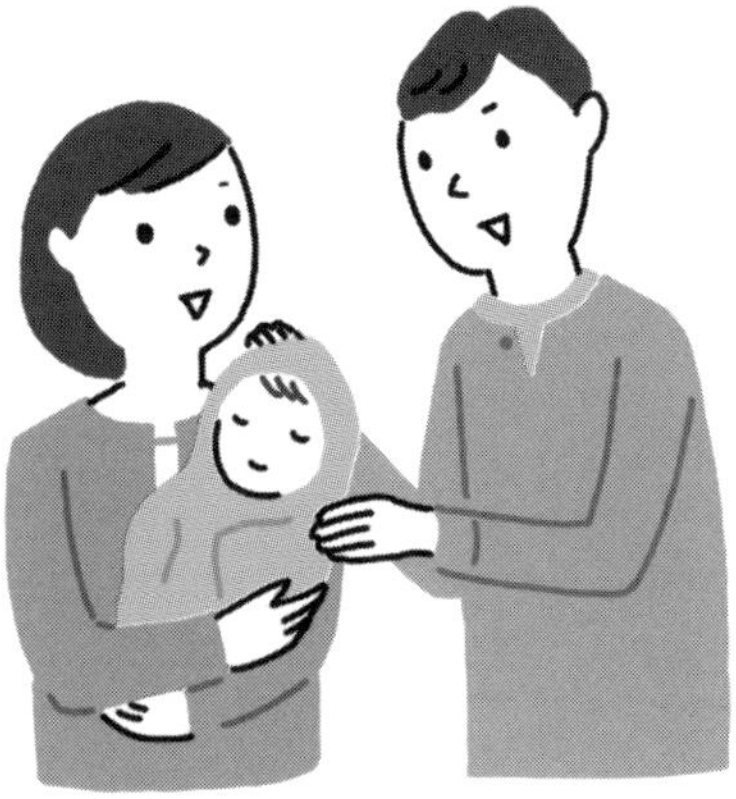

1

子どもの教育は早いうちからはじめようと話し合っていた

夫婦とも大学までエスカレーター式で過ごしたこともあり、自分たちの子どもにも同じ環境を与えたいと考えていました。

2

英語教室とスイミングに通わせるようになった

自分たちが英会話で苦労したこともあり、できるだけ早く英語教育をはじめたかったので、生後6ヵ月をすぎた頃から英語教室へ。また、体力や健康面を考えてスイミングもはじめました。

3

家では英会話の音声を流している

英語の発音に慣れる環境づくりのため、家ではできるだけ英会話の音声を流しています。テレビも子ども向けの英語番組を中心にみせるようにしています。

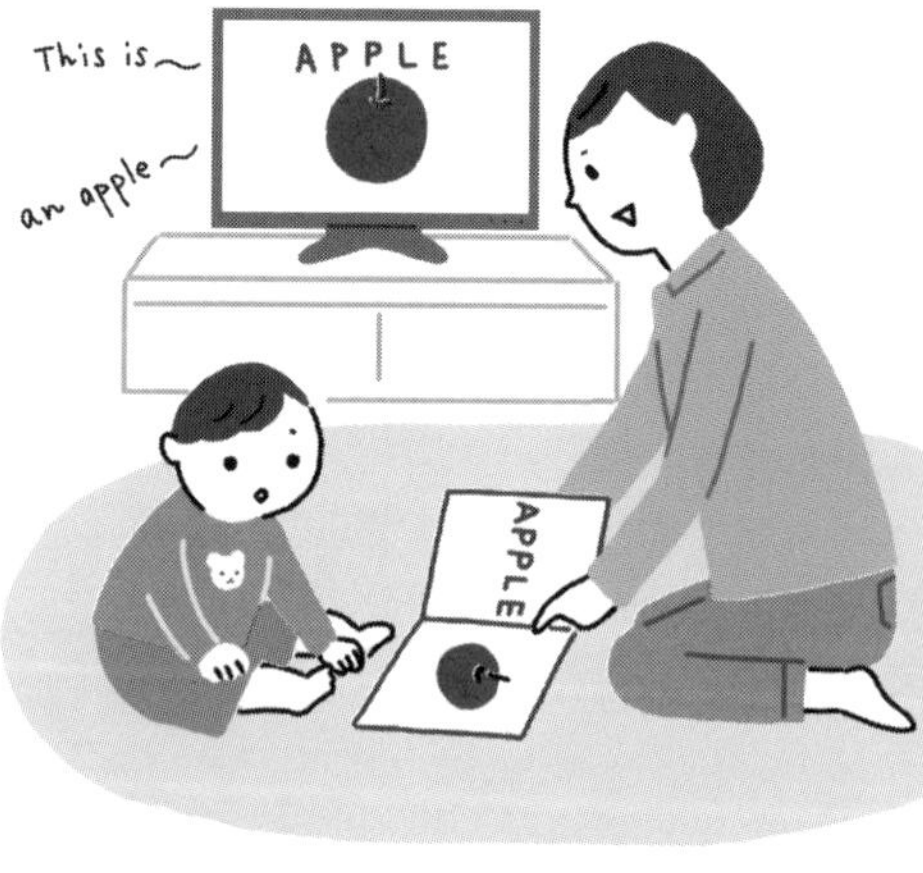

4

2歳をすぎてもことばが出ない。教室に通わせているのに……

英語教室やスイミングに加え音楽教室や知育教室にも通わせているのに、ほかの子よりもことばが遅れています。

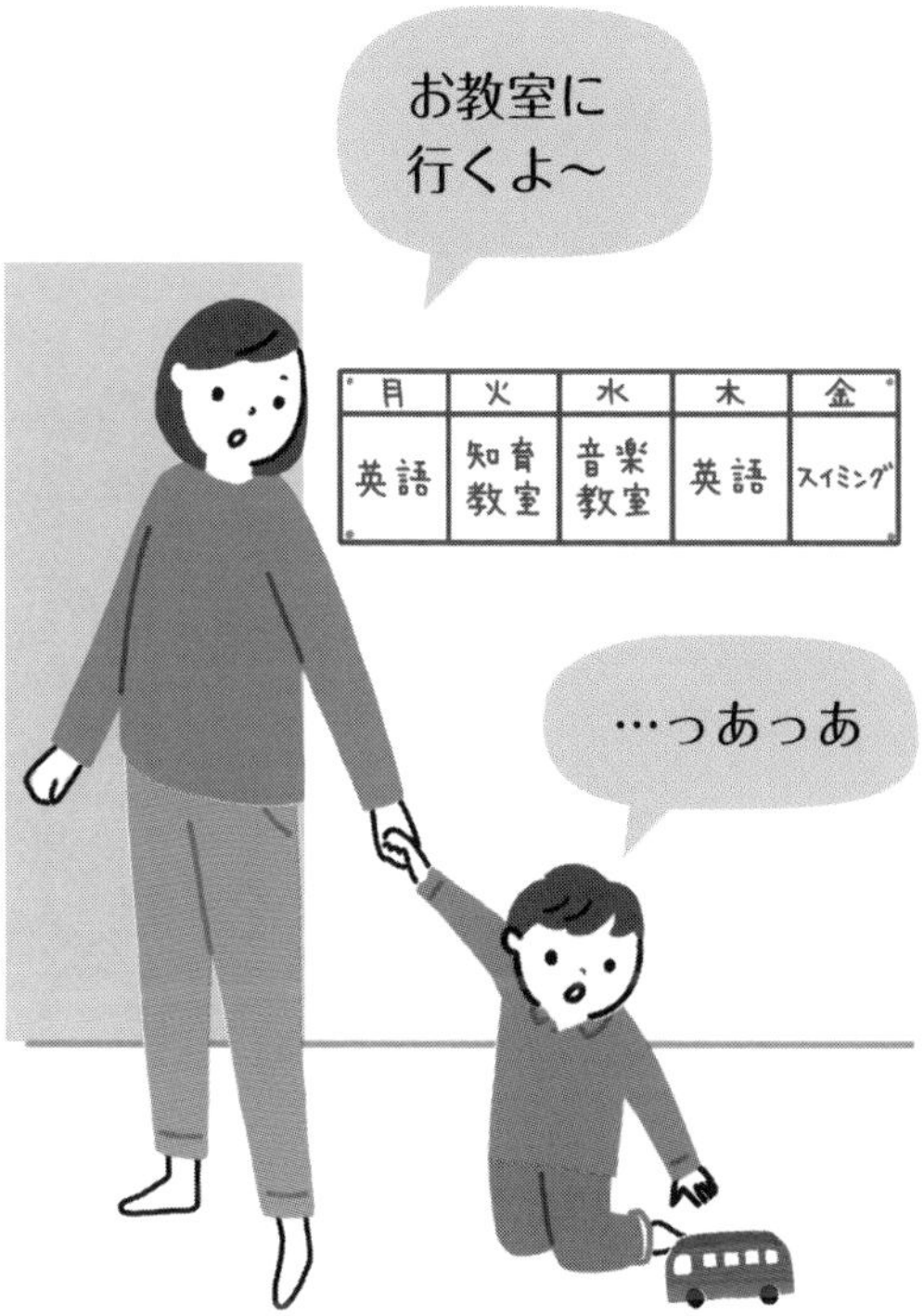

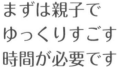

5

単語は少し出るのに、つまったようにしか話せない

ようやく単語が出はじめたものの、最近ではことばがつまるようになり（吃音《きつおん》）、前より後退した気がします。

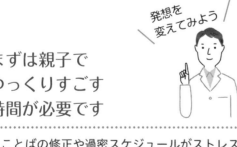

まずは親子でゆっくりすごす時間が必要です

ことばの修正や過密スケジュールがストレスとなっている可能性も。習い事は、本人が楽しくとり組めるものを選びましょう。外国語の習得と同様に、母国語によるコミュニケーションスキルを身につけることも大切です。

6

練習をくり返しているが、吃音がなおらない

ひとつずつゆっくり正しく話すように練習させていますが、吃音がなおりません。このような接し方でよいのでしょうか？

ことばの遅れ
ケース③

愛情が足りないからなの？

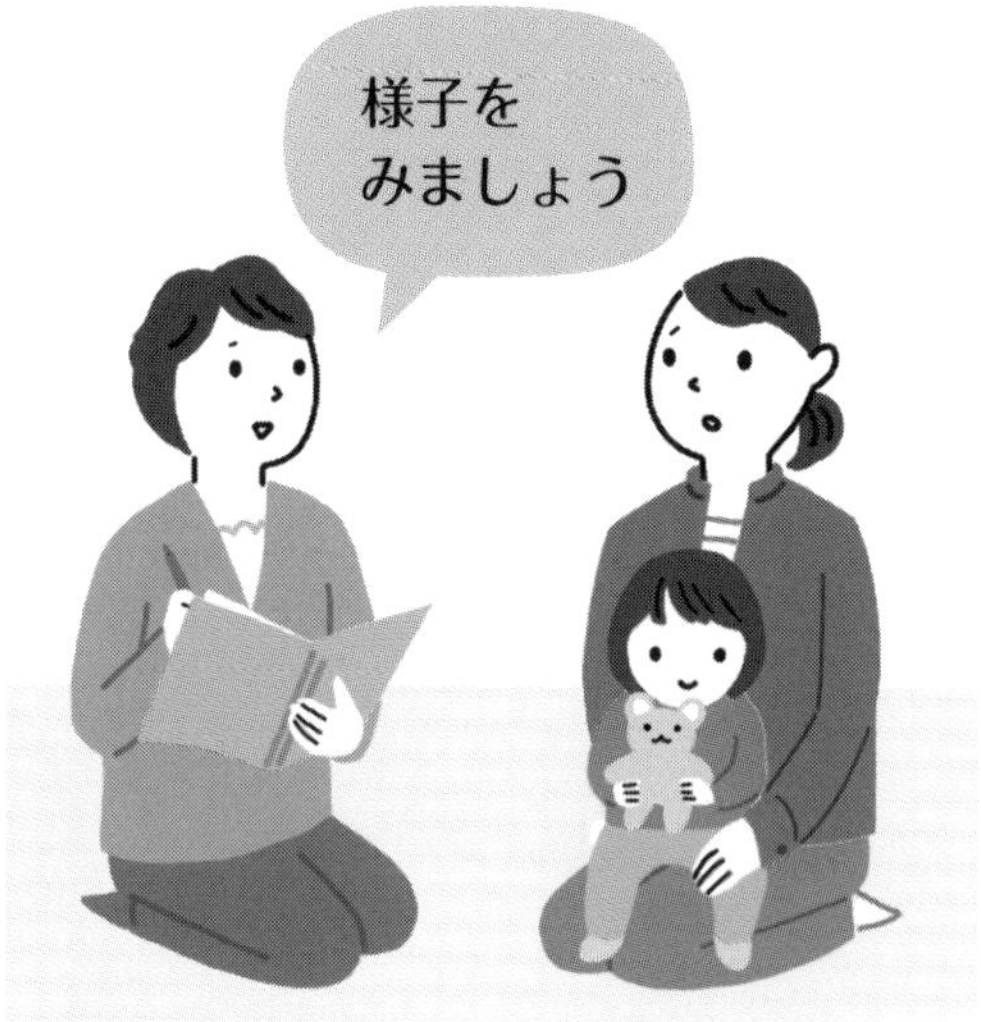

1

日中は子どもと2人きり

実家から遠く離れて暮らしているため、日中は子どもと自分の２人きり。友だち夫婦の家では頻繁に祖父母との交流があるようですが、うちではそれがありません。

2

１歳６ヵ月健診で「ことばが遅い」と言われ、不安になった

健診で少しことばの遅れがあると言われました。周囲のお友だちと比べて遅いかなと思っていましたが、指摘されたことでとても不安になりました。

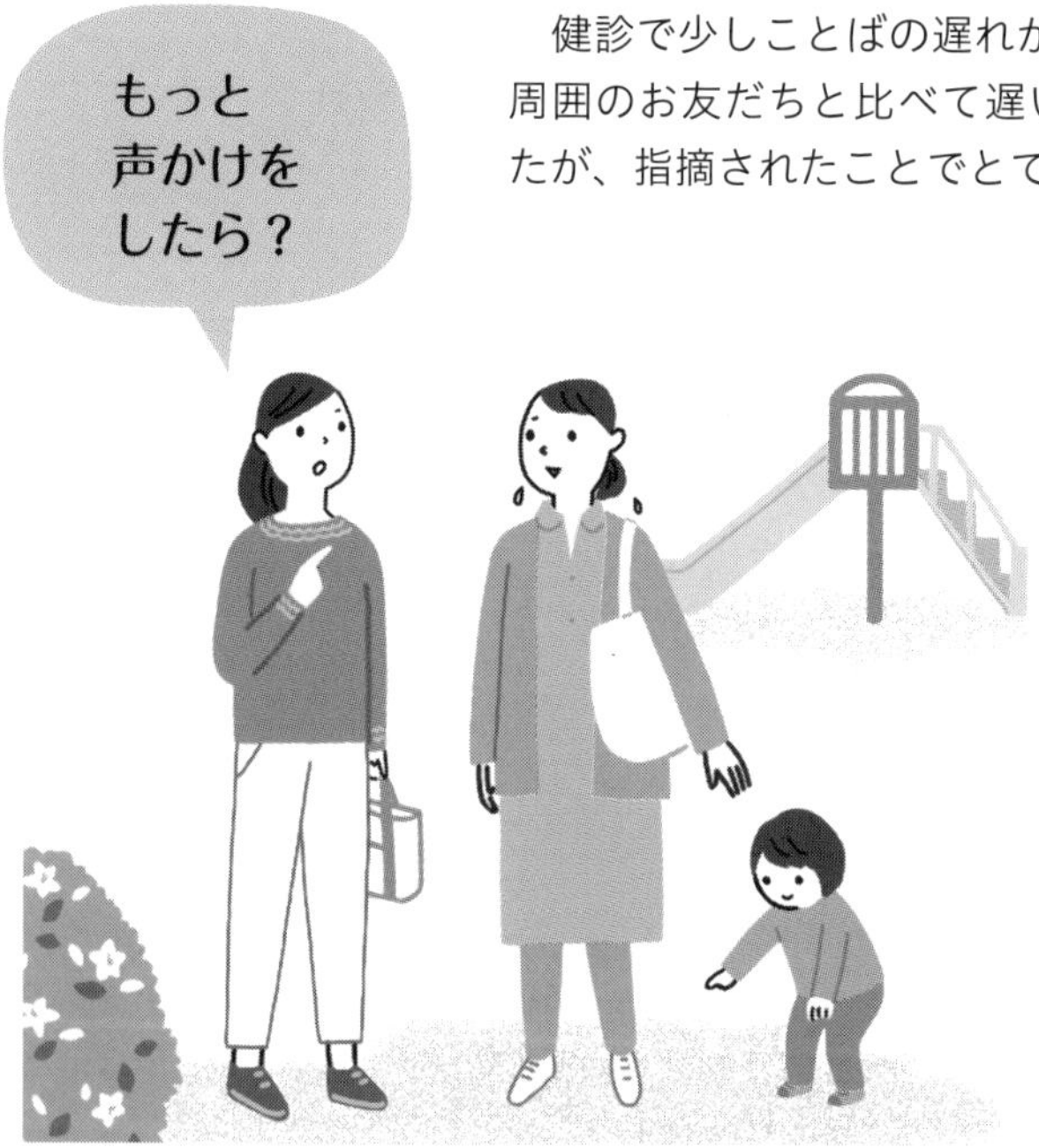

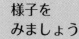

3

ママ友に「もっと声かけをしたら？」と言われ……

「声かけが少ない」と言われたみたいで少し落ち込みました。でも、気持ちを切り替えて、子どもにどんどん語りかけるようにしました。

4

２歳半になってもことばが出ない。愛情不足のせいかも……

まだことばは出ないまま。「こんなにがんばっているのに」と、だんだん腹立たしくなり、最近では子どもに注意ばかりしてしまいます。

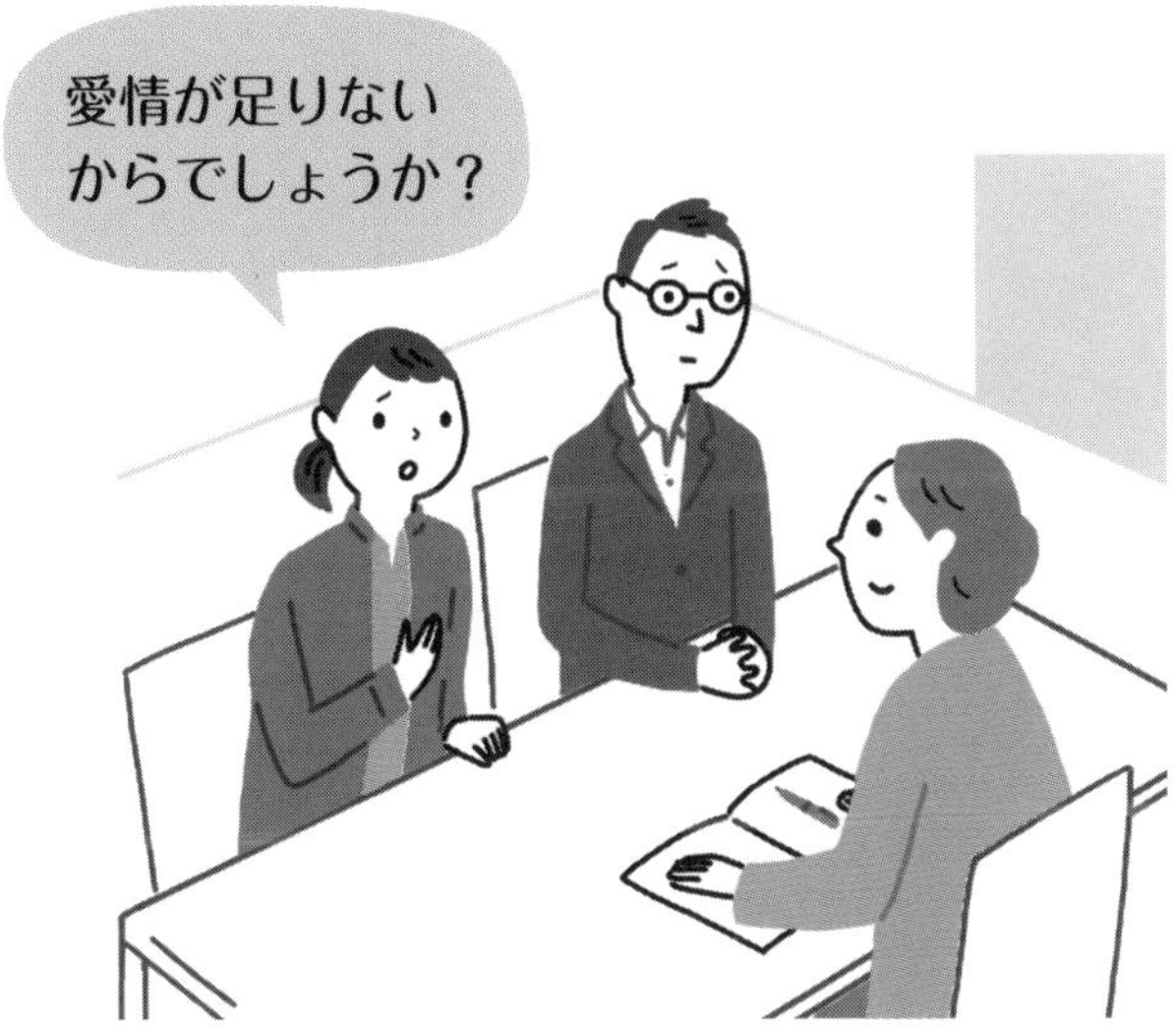
愛情が足りないからでしょうか？
大丈夫ですよ。心配しすぎないで

5

相談窓口へ連絡して話を聞いてもらうことに

自治体の相談窓口に連絡して、相談にのってもらうことに。不安や疑問、今後について話をするなかで「親子教室」をすすめられました。

6

親子教室に参加することで子どもに変化が

親子教室に参加し、自分と同じ悩みの人がいることがわかってホッとしました。同年代の子ども同士の交流が増えたせいか、子どもも以前よりことばが出るようになりました。

発想を変えてみよう

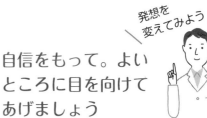

自信をもって。よいところに目を向けてあげましょう

子どものダメなところにばかり目を向けるのはやめましょう。よいところをたくさんみつけてほめてあげましょう。子育ては養育者がひとりで全部背負うものではありません。周囲の支援を受け、負担を軽くすることも大切です。

発語のしくみ①

ことばが出るってすごいこと！

ことばを発するということは、簡単なようで、実はとても複雑な作業です。ことばを理解し、発語に至るまでにはどんな準備が必要なのでしょうか。そのプロセスを理解しておくことはとても大切です。

発語にたどりつくのはそう簡単ではない

「ことばを話す」ということは、音を覚え、声を出せばいいという単純なものではありません。

たとえば、「マンマ」というごく簡単なことばでも、発語できるようになるには、左ページ下図のような経過をたどって、ようやく出るようになります。

子どものことばの発達を支えているのは、脳のなかの言語機能をつかさどる部分だけではありません。視覚や聴覚、さらには触覚などの体性感覚、運動機能などとも連携しあっています。

ことばの意味を理解し、状況に合わせて発するためには、体のさまざまな感覚をはぐくむ必要があります。また、それぞれの機能がつながり、情報交換がうまくいくことで、ようやく発語につながります。ことばが出るまでには、想像以上に長い道のりがあるのです。

ことばをはぐくむためにはまず生活リズムが大切

ことばを育てるためには、まず、子どもの心と体が元気でなければなりません。健やかな発育に欠かせないのが睡眠です。

とくに乳幼児期の睡眠は、生活リズムを整える基礎になります。

夜更かしや睡眠不足で生活リズムがくずれると、脳や神経系の発達、成長ホルモンの分泌など、生体機能のバランスまでくずれてしまいます。

夜には十分な睡眠をとり、朝は元気に目覚め、日中には活動的によく遊ぶ。子どもらしく生活することは、結果的にことばを育てることにつながっているのです。

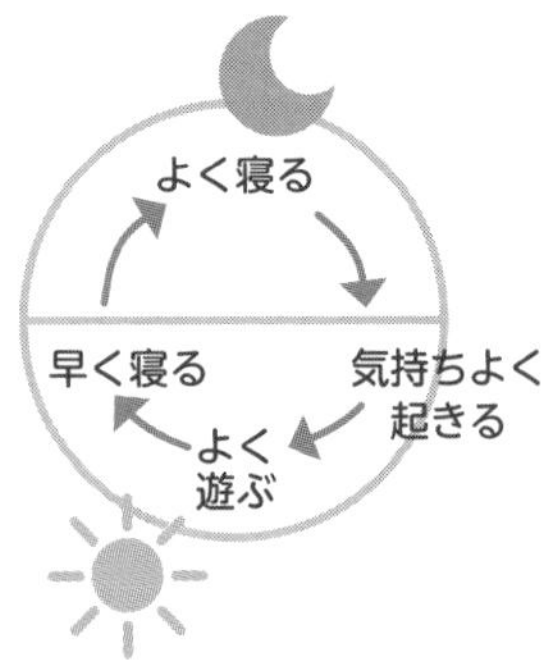

発語までの道のり

ことばは、脳や神経、発声器官とともに発達していきます。言語を理解するだけでは発語にはつながりません。視覚や聴覚、体性感覚、さらには運動機能とも複雑に連携しながら、ことばは時間をかけてはぐくまれていきます。

体性感覚とは

さわったり、温度を感じとったりする皮膚感覚とともに、私たちが意識することのない関節や筋肉などの感覚をいいます（→ P62）。

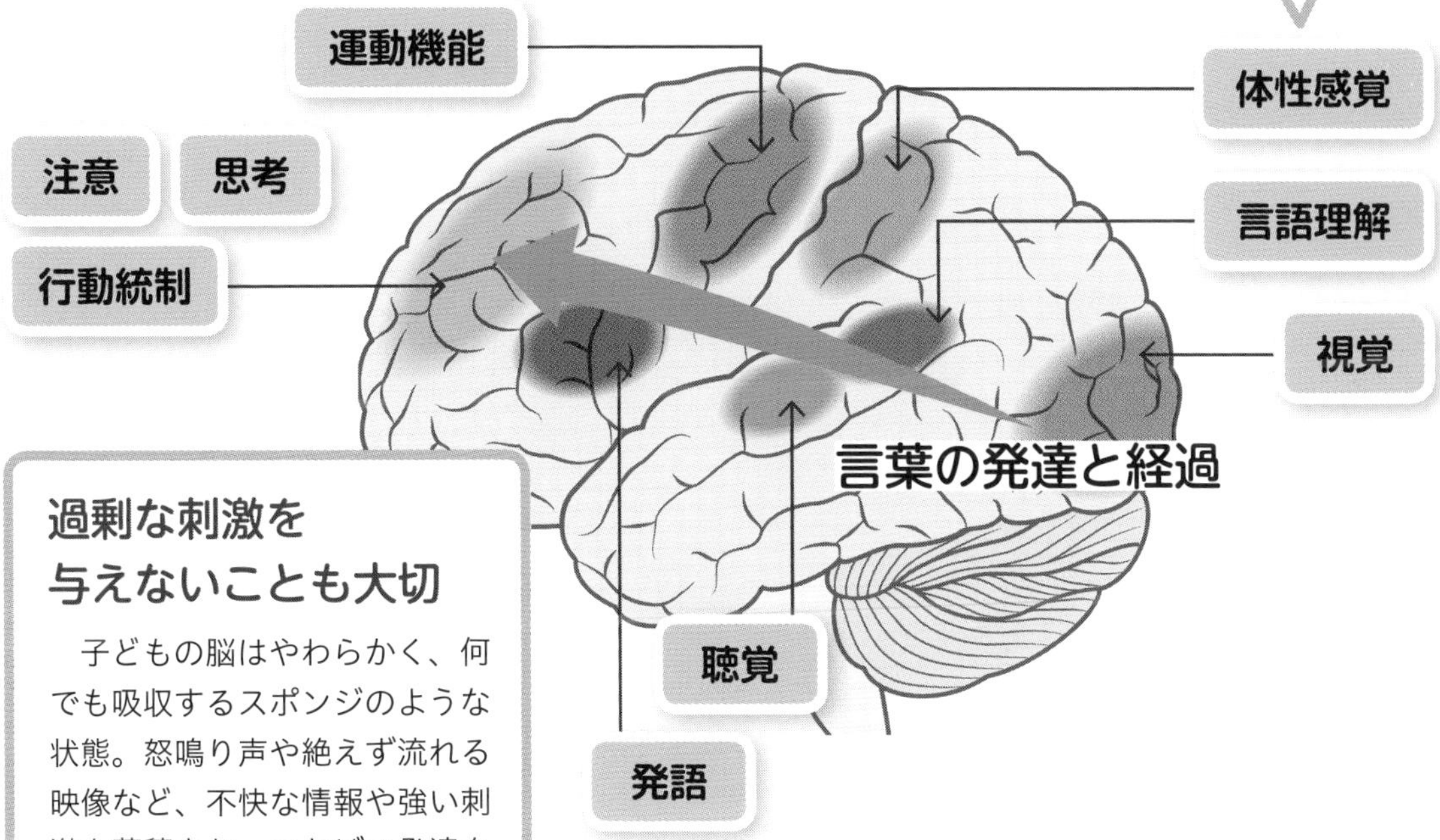
運動機能
体性感覚
注意
思考
言語理解
行動統制
視覚
言葉の発達と経過
聴覚
発語

過剰な刺激を与えないことも大切

子どもの脳はやわらかく、何でも吸収するスポンジのような状態。怒鳴り声や絶えず流れる映像など、不快な情報や強い刺激も蓄積され、ことばの発達を妨げることがあります。

「マンマ」が出るまで

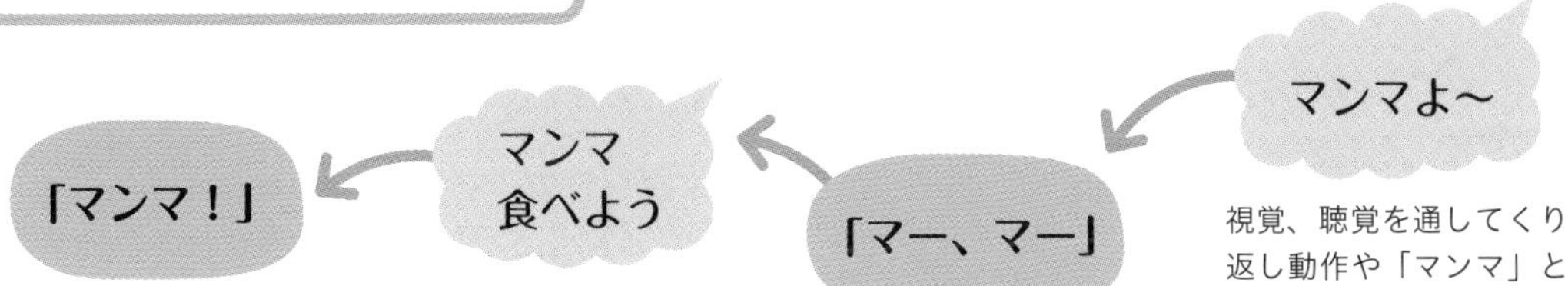
マンマよ～
「マー、マー」
マンマ
食べよう
「マンマ！」

視覚、聴覚を通してくり返し動作や「マンマ」ということばが入ってくる

発音しやすいことばのまねをする

マンマ＝ごはん。しだいにマンマの意味がわかるようになる

伝えたい気持ちが起こり、口や舌の使い方が発達することで、発語につながる

発語のしくみ②

ことばの発達には「愛着形成」がとても大切

健やかな脳の発達には、子どもが心から安心できて、守られていると感じることが不可欠です。母親（養育者）との間に築かれる「愛着形成」という特別な絆は、発達や発語の基盤になります。

母親との愛情の絆がことばをはぐくむ土台となる

赤ちゃんにとって自分を守り、抱きしめてくれる存在はとても重要です。不安や恐怖を感じたらすぐに抱きしめ、常にそばにいて守ってくれる存在は、子どもが安全に、安心してすごせる相手・場所としてなくてはならないのです。

子どもがこうした相手に対して抱く、強く特別な絆を「愛着」と呼びます。その形成は新生児のときからはじまり、生後六ヵ月をすぎる頃には本格的な愛着形成がはじまります。そして二歳くらいまでの間が、愛着形成にはもっとも重要な時期だと考えられています。

愛着が順調にはぐくまれることは体の成長だけでなく、情緒の安定につながり、それがことばの発達を支える基礎となります。

また、コミュニケーション能力を育てるためにも、必要不可欠な絆なのです。

子どもの自発的な行動にもっと目を向けよう

ことばの発達をうながすには、親が一方的にアプローチするのではなく、子どもの側からの自発的な行動や反応に応えることも大切です。

たとえば、子どもが親のほうを見て目を合わせたり笑ったり、声をあげたりしたときは「楽しいね」とか、「どうしたの？」と、ことばをかけて受けとめてあげます。

自発的な行動を尊重することで、子どもは人とかかわる楽しさや信頼関係の築き方を学ぶことができます。また、こうした対応が、結果的にことばの発達にもつながっているのです。

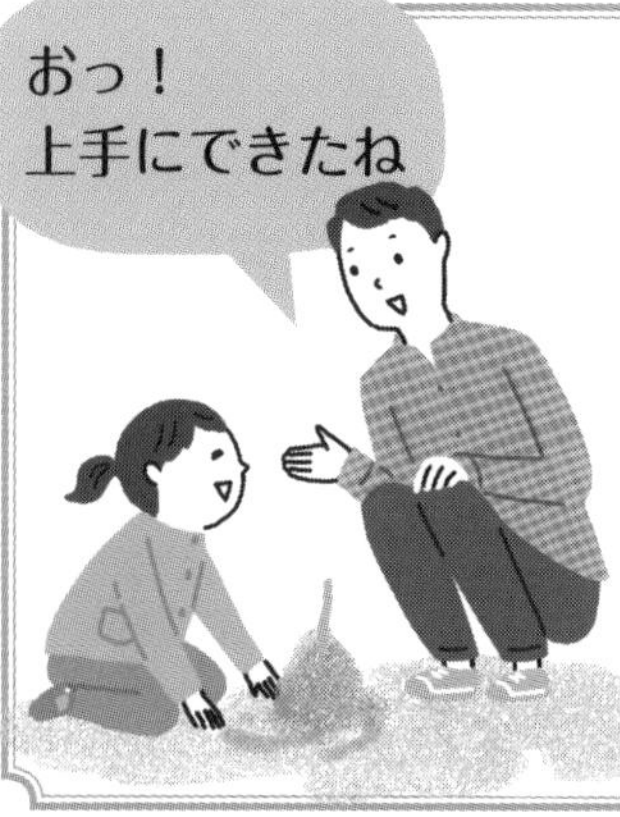

発語につながる愛着の形成（ボウルビィの愛着理論）

健全な愛着が形成されると、子どもは安心して自発的な行動へと進むことができ、それが発語にもつながります。

Step 1 前愛着（誕生～12週）

母親（養育者）とほかの人の区別はついていないが、人を目で追ったり、顔を見て微笑んだりする。どんな相手・音などにも興味を示す

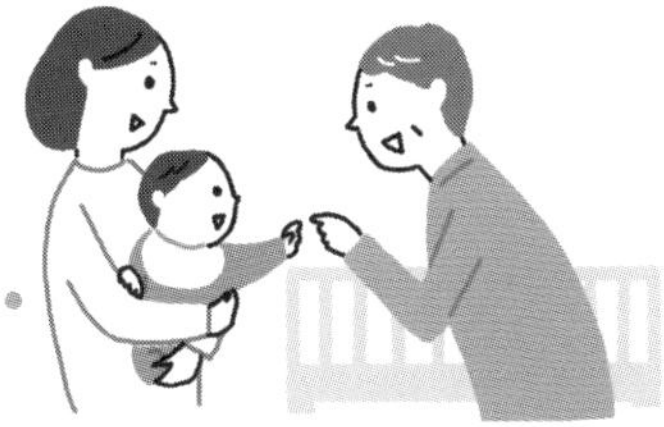

Step 2 愛着形成（12週～6ヵ月）

母親とほかの人の区別がつくようになり、「人見知り」がみられる。母親に抱っこされたり、あやされたりするほうが喜び、安心する

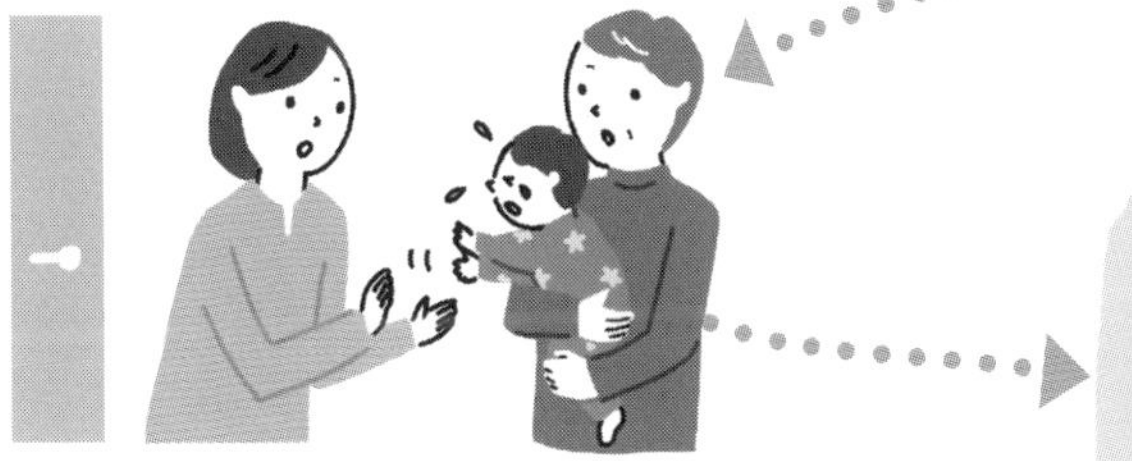

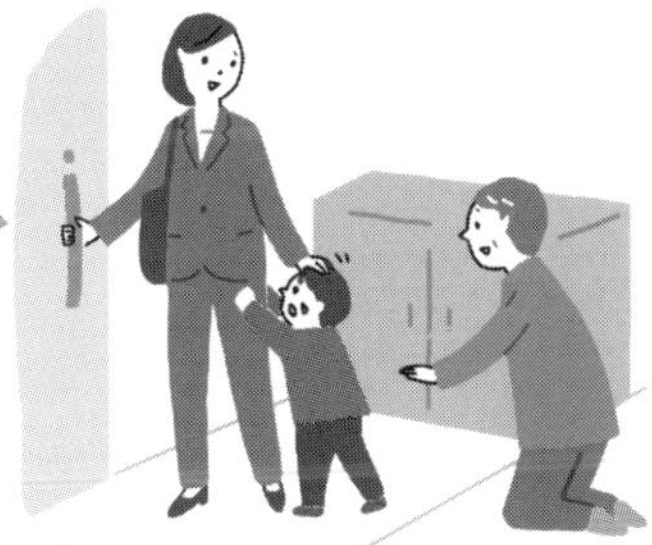

Step 3 明確な愛着（6、7ヵ月～2歳くらい）

愛着が明確に形成される。母親が自分のそばから離れるのをいやがったり、泣いたり、後追いしたりする

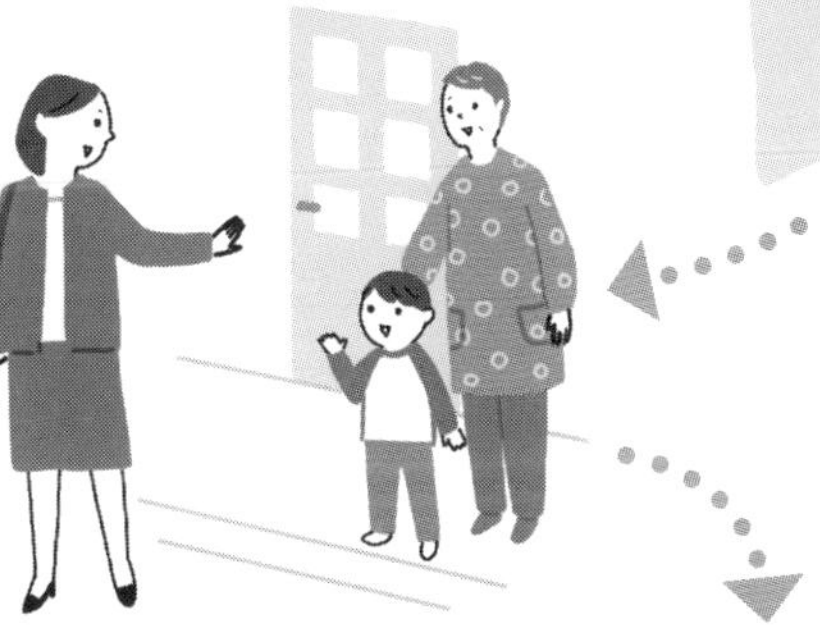

Step 4 目標修正的協調関係（3歳前後～）

母親との間に永続的な結びつきが形成される。母親の感情や行動を理解・推測できるようになるため、そばにいなくても安心できるようになる

- 安心できる
- 信頼できる
- 助けてくれる

▼

自発的な行動ができる

▼

発語につながる

COLUMN

心の居場所がない「愛着障害」

物理的に恵まれていても、心が満たされていない

子どもと母親（養育者）の間に築かれる特別な絆を「愛着（→P18）」と言いますが、この愛着が十分にはぐくまれないと、「愛着障害」を生じることがあります。

愛着障害とは、心の居場所がない状態で育った子の抱える困難な状況のことです。心身の発育にもっとも影響する乳幼児期に、心から安らげて甘えられる相手がいない、あるいは養育者との関係が十分でない場合は、どんなに物理的に恵まれていても子どもの心は満たされず、拠り所がない状態になってしまうのです。

ことばの発達だけでなく、対人関係にも影響する

ことばの発達には、乳幼児期にもっとも身近な母親とのコミュニケーションやスキンシップ、つまり愛着が欠かせません。しかし、これが乏しいと愛着障害が生じ、ことばの発達にも影響するのです。

また、愛着障害があると情緒が不安定になりやすく、ストレスに弱く、他者とのコミュニケーションも苦手になりがちです。

心の拠り所がなく不安や恐れが強いため、自分から積極的に行動したり発言したりすることができず、人との関係をなかなかうまく築けなくなるのです。

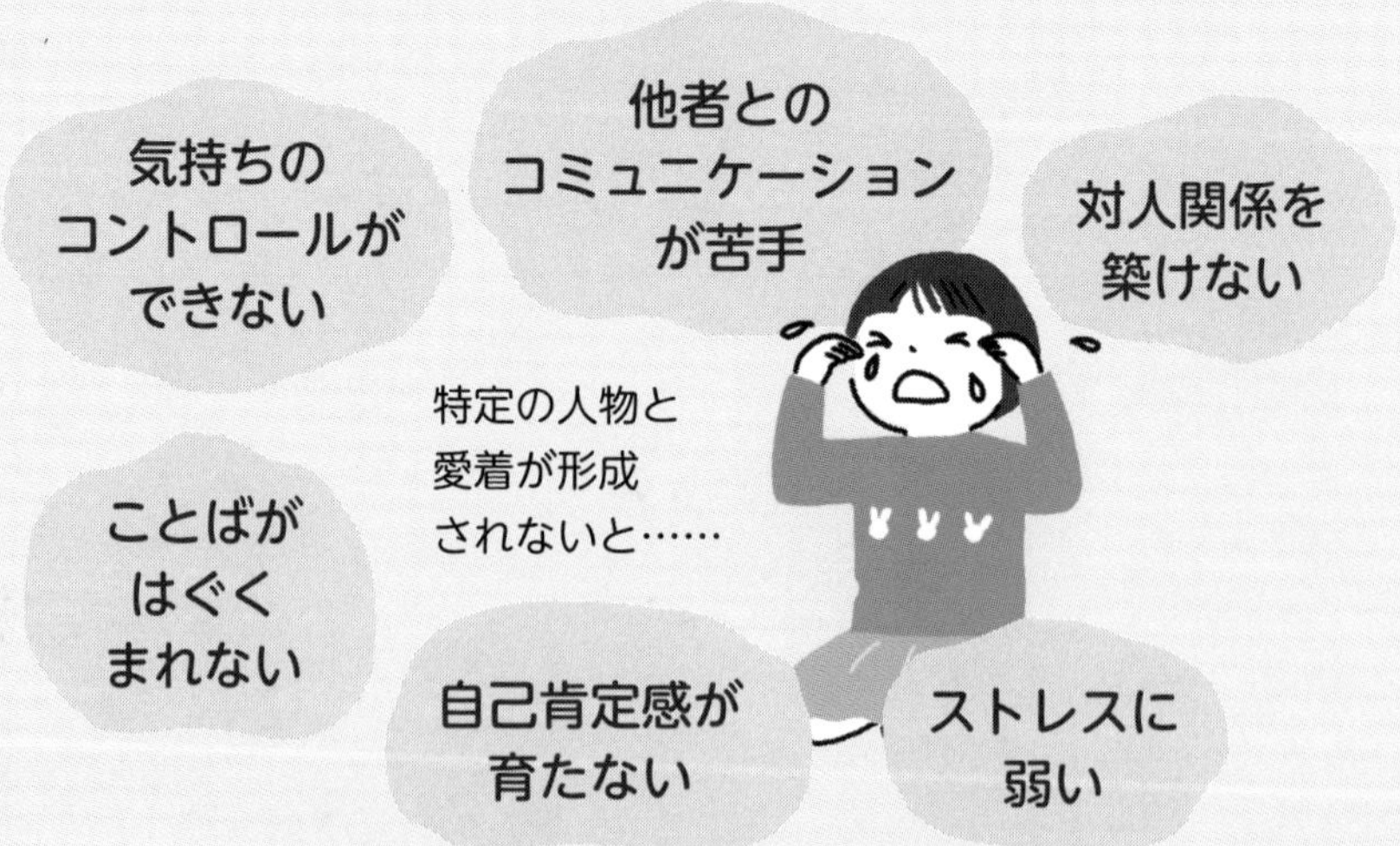
特定の人物と
愛着が形成
されないと……
気持ちの
コントロールが
できない
他者との
コミュニケーション
が苦手
対人関係を
築けない
ことばが
はぐく
まれない
自己肯定感が
育たない
ストレスに
弱い

1

「ことばの遅れ」ってどういうこと？

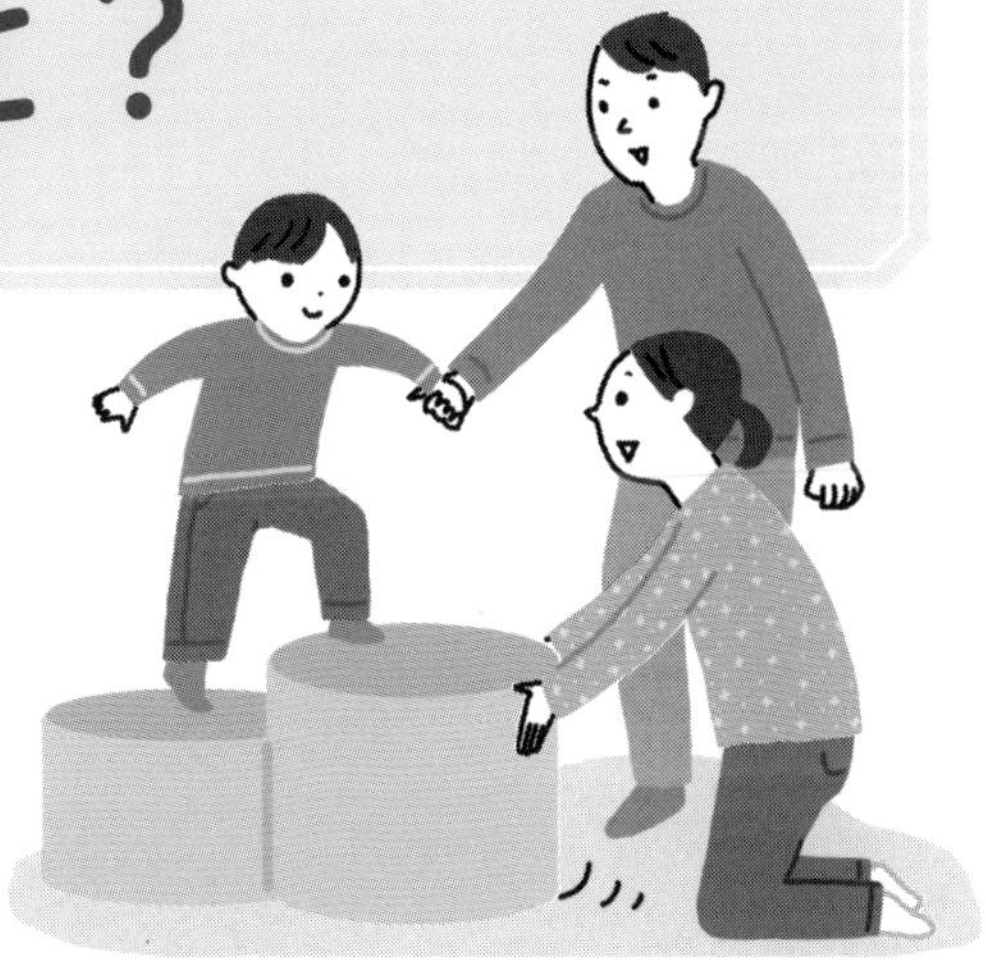

「ことばの遅れ」といっても、
要因はさまざまです。
子どもの発育には個人差があり、
ひとくくりにはできないのです。
心配な気持ちはわかりますが、
ネガティブな思考や不安な気持ちは子どもに伝わります。
子どものためにも気持ちを切り替え、
状況を正しく認識しましょう。

子どもはみんな成長途上。日々発育している

ことばの遅れが気になると、「うちの子はふつうじゃないのかしら」と不安になるかもしれません。しかし、子どもの発育は個人差が大きく、明確に線引きできる基準はありません。

心身の発育のうえにことばの発達がある

生まれたばかりの子どもは、日々めざましい勢いで成長しています。体の成長に伴い、赤ちゃんは次第に手足の使い方を覚え、ハイハイから歩くことができるようになります。また、さまざまな体験を通して笑ったり、怒ったりして情緒が育てられます。

こうした心身の機能がステップアップするなかで、次第にことばもはぐくまれていくのですが、とくにことばの発達は体の成長に比べて時間がかかり、その進みぐあいも個人差が大きいと言われています。ですから、「ふつうでない」などと、あわてて結論を出すのは賢明ではありません。

発育の道筋はみんな同じ

子どものことばの遅れが気になると、ほかの子たちとなにが違うのかとか、自分の子育てがいけなかったのか、などと思いつめてしまう人も多いかもしれません。

覚えておきたいのは、子どもの発育の道筋はたいてい同じだけれど、進む過程が少し違うということです。つまり、その子のスピードに合わせてステップアップしていけばよいのです。

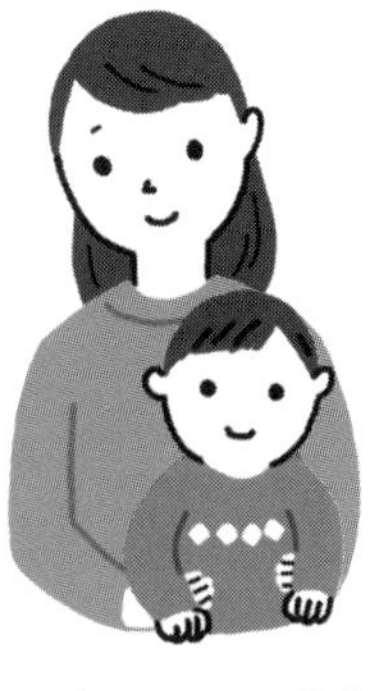

さまざまな発育の変化を
喜びをもって見守ろう

そこが知りたい！

「ふつう」ってなんだろう？

ふつうの基準としてよく「平均値」が用いられますが、平均値とはそもそも発育が速い子と遅い子を足して２で割ったものであるため、結果的に半分以上は「平均より遅い」と判断されてしまいます。

「平均より遅い」と言われれば、親は不安になりますが、ことばを話すには、ことばを理解する能力や発語のための運動機能など複雑な発達プロセスが必要です（→ P16）。ことばの発達に関しては、平均値や標準というわかりやすい概念でははかりきれないのです。

乳幼児の発育ステップ

乳幼児期の子どもは日に日に変化がみられ、できることやわかることが急激に増えてステップアップしていきます。身体的な成長だけでなく、脳や神経の発達に伴い、感覚器や運動器などが発達し、発語につながります。

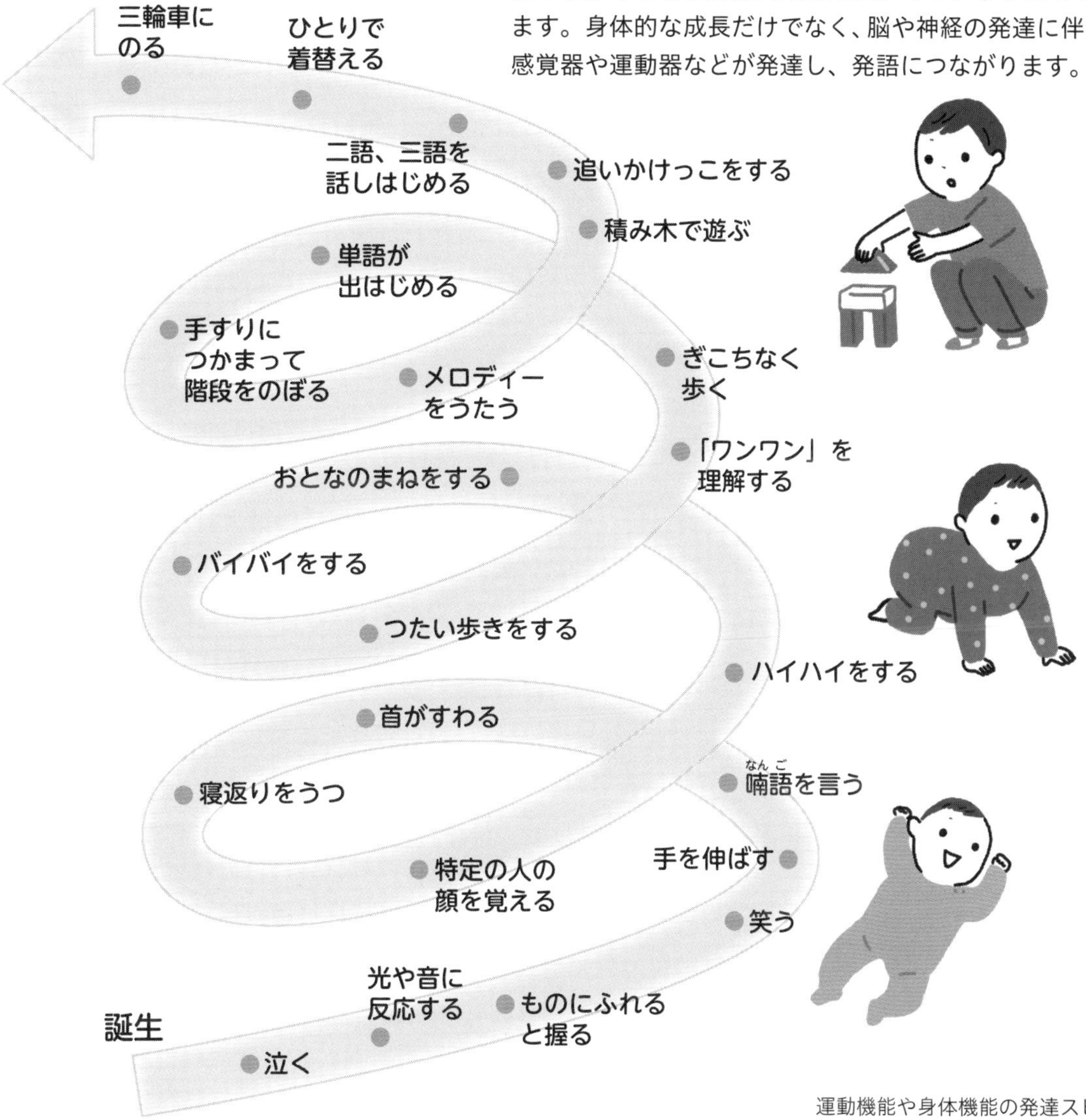
誕生
泣く
光や音に反応する
ものにふれると握る
笑う
手を伸ばす
特定の人の顔を覚える
寝返りをうつ
首がすわる
喃語《なんご》を言う
ハイハイをする
つたい歩きをする
バイバイをする
おとなのまねをする
「ワンワン」を理解する
ぎこちなく歩く
メロディーをうたう
手すりにつかまって階段をのぼる
単語が出はじめる
積み木で遊ぶ
追いかけっこをする
二語、三語を話しはじめる
ひとりで着替える
三輪車にのる

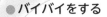

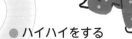

『言語聴覚士のための基礎知識　小児科学・発達障害学第３版』
宮尾益知、小沢浩編（医学書院）より一部改変

運動機能や身体機能の発達スピードに比べると、ことばや思考に関する発達はやや時間がかかる

目安は一～三歳。人と比べる必要はない

子どもがことばを話しはじめるのは、だいたい一～三歳くらいにかけてです。ただ、あくまで目安で、早かったり遅かったりして当然です。大切なのはほかの子と比べたり、あまり気にしすぎないことです。

ケース

三歳をすぎて、せきを切ったようにおしゃべりに

A君は二歳をすぎてもなかなかことばが出ず、心配した母親が三歳になる頃、近所の小児科医に相談に行きました。しかし、原因がはっきりせず、もう少し様子をみることになりました。

そんなある日、A君がおなかをおさえていたので、心配した母親が「痛いの？」と話しかけたところ、「おなか、痛くない」といきなり話し出したそうです。それ以降は、せきを切ったようにおしゃべりがはじまりました。

A君はもしかすると、ことばの意味や使い方をある程度蓄積してから発語するタイプだったのかもしれません。

ことばの発達と個人差

ことばの発達は段階的に進んでいきますが、発達スピードは個人差がとても大きく、速さを競うようなものではありません。

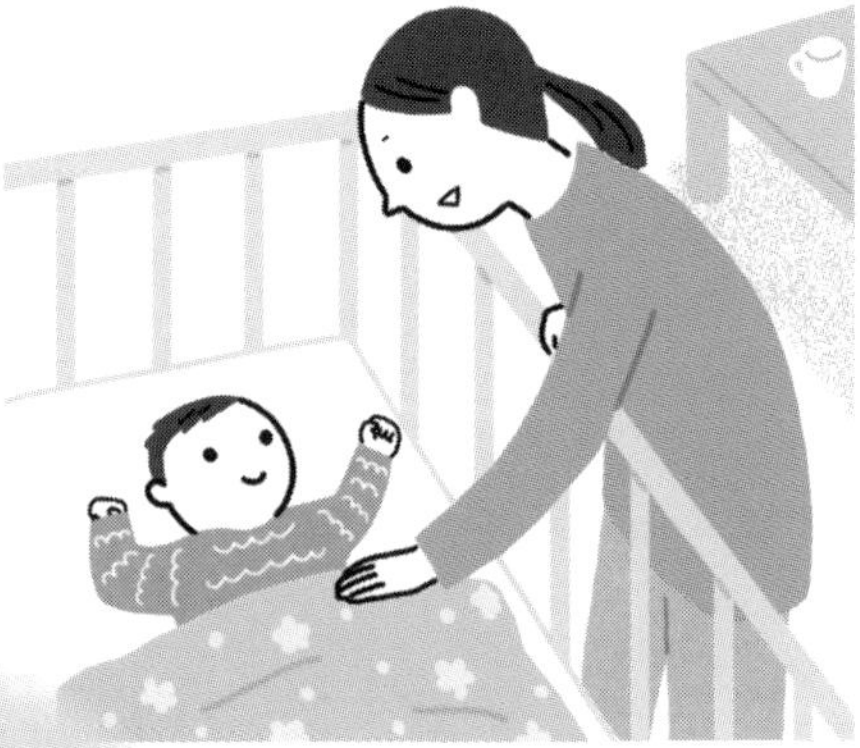

クーイング
「クーー」
「ゴロゴロ」

ご機嫌のときに、のどを鳴らすようにして泣く

泣く
「オギャー
オギャー」

泣き声は赤ちゃんの初めてのことば。叫んだり、声を張り上げたりして泣く

『言語聴覚士のための基礎知識
小児科学・発達障害学第３版』
宮尾益知、小沢浩編（医学書院）より一部改変

1歳でことばが出はじめる子どもの道のり

3歳でことばが出はじめる子どもの道のり

喃《なん》語《ご》のはじまり
「アー」「ウー」

泣き声以外に「アー」「ウー」などの単純な母音を中心に、音声を発するようになる。月齢が進むにつれて、母音を長く発音するようになる

調子をつけて
喃語を話す

「ダダダ」「マママ」
など音を反復する

有《ゆう》意《い》語《ご》が混ざる
「ワンワン」
「デンシャ」など

有意語が数語理解できるようになる。意味は通じないが、おしゃべりをするようになるのもこの頃

有意語が
増えていく

二語文、三語文を話す

二語文、三語文を話しはじめる。また、「わたし」「ぼく」「きみ」などの同義語を言いはじめるようになる

多少時間はかかっても、いろいろな経験を積むことがことばの発達につながる

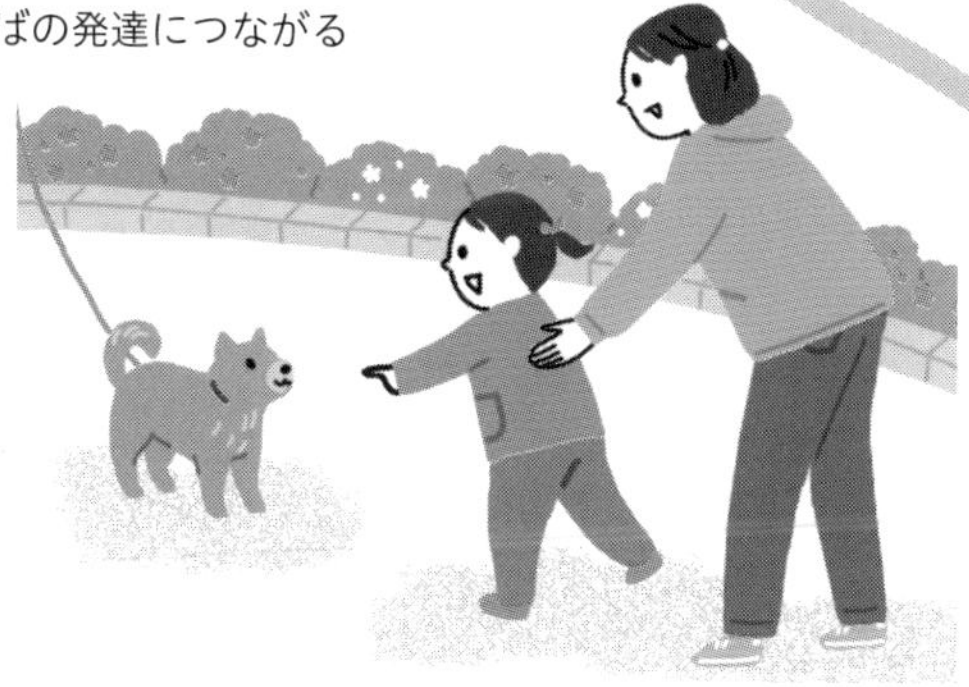

〝遅い〟ことは悪いことではない

子どもがことばを話しはじめるのは一歳から三歳くらいにかけてですが、明確にこの年齢で話しはじめると断言はできません。

一歳くらいでことばが出る子もいれば、三歳前後で話しはじめる子もいます。

とくに、一～三歳くらいにかけては発達の個人差がとても大きく、気になるものですが、遅いことが悪いわけではありません。発達のスピードは、ほかの子と違って当然なのです。

感覚が育ち、ことばにつながるのに時間がかかる

発語に至るにはさまざまな要素が複雑に関係しあっているため、とても時間がかかります。親にとってはもどかしいものですが、子どもの発育のためには必要かつ大切な時間なのです。

発語の前に感覚や運動、情緒の発達が欠かせない

発語に至るまでには、その前段階として脳や神経などの身体的な発達と、それに伴う感覚や運動機能、情緒などの全体的な発達が不可欠です。

さらに、発語には子どもの生育環境、親（養育者）とのスキンシップやコミュニケーションの状態なども深くかかわっています。

ことばが遅れている要因としてはいくつかの可能性が考えられますが、子どもは発達の途中にあるため、関係する要因はさまざまです。また、複数の要因がからみあっていることも多く、この時期に要因を特定するのはそう単純ではありません。

発語を遅らせる主な要因

実際には、さまざまな要因が複雑に関係しあっているため、「ことばの遅れ」の要因を特定することは難しいのです。

考えられる要因①

感覚、運動、情緒などがゆっくり発達している

発語以外の行動やコミュニケーション、生活環境に問題がなければ、その子の発達がゆっくりであるためと考えられます。

考えられる要因②

それぞれのつながりが未発達

感覚や運動機能、情緒、ことばの理解など、発語につながる要因どうしの連携がまだ十分につながっていません。

考えられる要因③

生育環境による影響

不安や恐怖を感じる体験など、過度な刺激が影響します。また、話しかけられる機会が少ないなど愛着形成の問題が影響するケースもあります。

考えられる要因④

発声・聴覚、その他の要因

聴覚障害や発声に関連するのどや口・唇などの形態的な問題、知的発達の遅れを伴う神経疾患などが考えられます。

発語へのつながり

発語に至るまでには、前段階として下図のようにインプットの時間が必要です。インプットにより情報を集める過程をへて、ようやくアウトプットの段階に入ることができます。

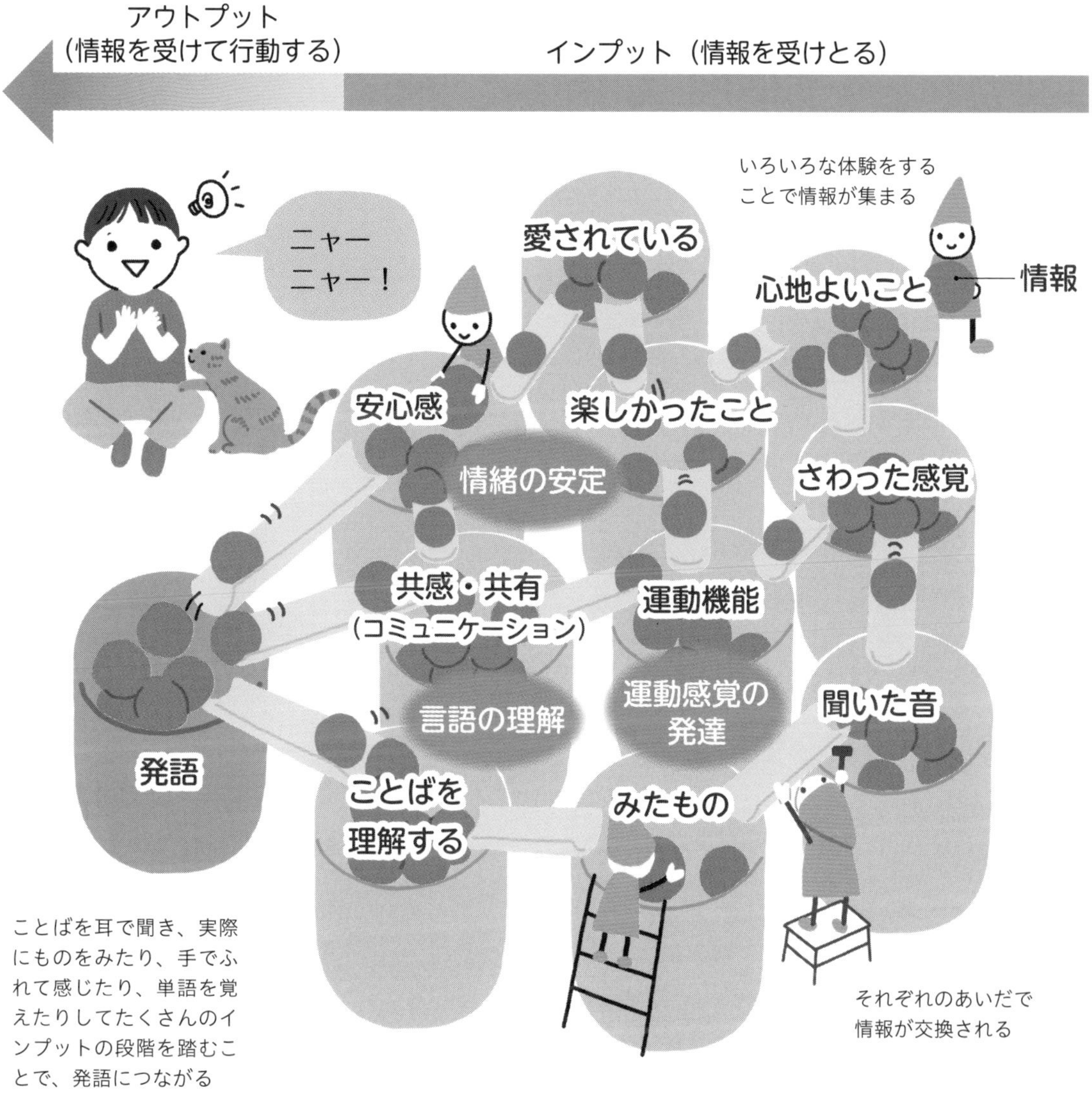
アウトプット
(情報を受けて行動する)
インプット(情報を受けとる)
ニャー
ニャー!
いろいろな体験をする
ことで情報が集まる
情報
愛されている
心地よいこと
安心感
楽しかったこと
情緒の安定
さわった感覚
共感・共有
(コミュニケーション)
運動機能
発語
言語の理解
運動感覚の
発達
聞いた音
ことばを
理解する
みたもの
ことばを耳で聞き、実際にものをみたり、手でふれて感じたり、単語を覚えたりしてたくさんのインプットの段階を踏むことで、発語につながる
それぞれのあいだで
情報が交換される

まずは健診で相談してみよう

ことばの遅れについて、ひとりで悩むのは禁物です。話を聞いてもらえる相談相手が必要です。

自治体がおこなう「乳幼児健診」は、気軽に相談できるよい機会です。

1歳6ヵ月健診・3歳児健診の流れ

乳児から幼児に移行する1歳6ヵ月のときと、幼稚園などの集団生活がはじまることが多い3歳時に、地域の保健センターなどでおこなわれます。

アンケート・問診

運動能力やことばの状態、生活の様子、子育て全般に関する聞きとりがおこなわれる。試験や判定をするのが目的ではないので、困っていること、不安なことがあれば、具体的に回答したほうがよい

身体測定

身長・体重・胸囲・頭囲などを測って、体の成長ぐあいを調べる

診察

内科的な診察、視力、聴力、歯科検診などがおこなわれる

個別相談

ことばの遅れが気になるときは、このときに相談を。ことば以外にも育児全般、子どもの様子などで不安や心配があれば、遠慮せずに相談してみましょう。そのうえで必要に応じて、詳しい検査や専門の相談機関を紹介してもらいます。

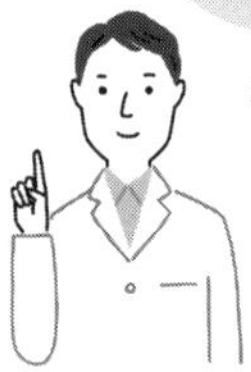
健診は試験場ではなく、子育てを支援する場所です

相談機関

しばらくの間、様子をみたほうがよいと判断されたときは、専門の相談窓口を紹介されます。

身体的な検査

ことばの遅れでは聴覚障害が原因の場合もあるため、疑われるときは専門的な検査を受けることになります。

発達検査

ことばの発達だけでなく、さまざまな発達の状態を調べるため、より詳しい検査がおこなわれます。

どんなふうに相談したらいい?

相談するとき、どんなふうに説明したらよいかわからないという人も多いでしょう。いちばん不安なこと、困っているポイントをまとめておくと話しやすくなります。

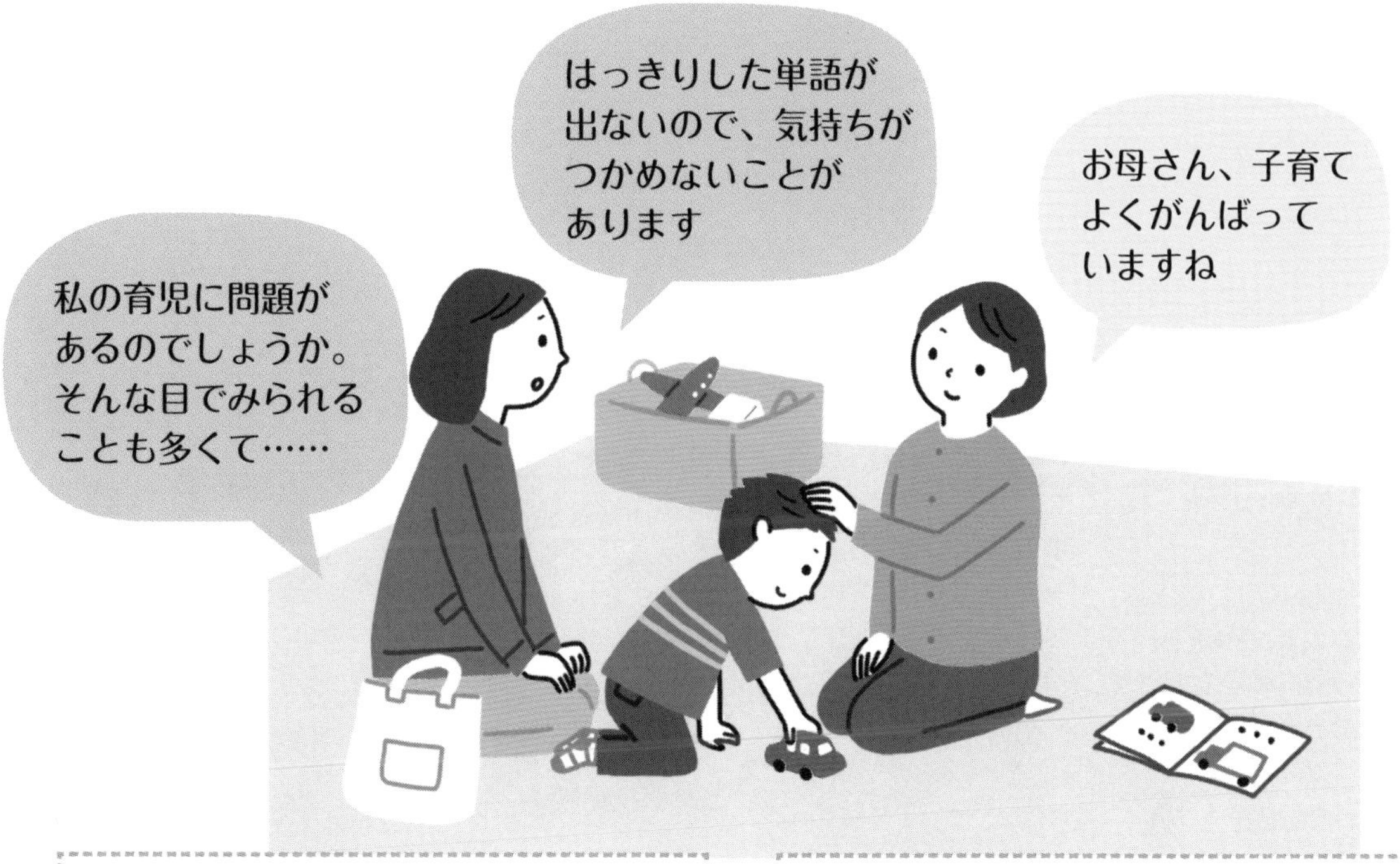
はっきりした単語が出ないので、気持ちがつかめないことがあります
お母さん、子育てよくがんばっていますね
私の育児に問題があるのでしょうか。そんな目でみられることも多くて……

いちばん困っていることから伝えよう

相談するとき、とりとめもなくあれこれ話しても明確な答えが得られません。まず、いちばん困っていること、不安なことから伝えましょう。そのほうが答える側も状況を把握しやすく、的確なアドバイスができます。事前に話したいことを整理し、メモしておくと安心です。

健診時以外でもいつでも相談できる

1歳6ヵ月健診や3歳児健診など、決まった時期にしか相談できないわけではありません。困ったことや不安なことがあれば、次の健診を待つ必要はありません。自治体によって名称は異なりますが、育児相談や子育て支援などの窓口を積極的に活用しましょう（→ P94）。

子どもの発育を見守りサポートすること

発育の途中にある子どもは、ことばの遅れがあってもその原因がなんなのか、すぐに特定することはできません。この場合は「様子をみる」ことになります。

みているだけでなく、働きかけで大きく変わる

ことばの遅れやその疑いがある場合でもすぐに診断を確定することはできません。発育途中にある子どもは日々変化するからです。

そのため、「様子をみましょう」と言われることがよくあります。

しかし、具体的にどうすればよいかわからない人も多いでしょう。なかには、とくになにもしなくていいと解釈する人もいます。

この場合の「様子をみる」とは、子どもの状態をよく観察し、見守ること、そして適切な働きかけをしていきましょうという意味です。一～三歳の子どもには、家庭での働きかけがことばの発達に大きく影響するからです。

そこが知りたい！

ことばの教室・親子教室ってどんなところ？

健診の際に、ことばの遅れなどに気になるところがある場合、保健師などが支援教室のパンフレットを渡したり、相談先を紹介したりします。また、地域の保健担当から電話連絡してもよいかどうか、確認がなされることもあります。

これは強制ではありませんし、子育てを採点する制度でもありません。あくまで子どもの健やかな発育を助け、子育てをがんばっている親を支援するのが目的です。

こうしたことばの教室や親子教室などは、自治体によって呼び方や名称はさまざまですが、各分野の専門家が相談にのり、支援を提供する場となっています。

● 専門分野の立場から様子をみている

- 親子のかかわり方
- 心配や不安の相談
- 子どもの発達状況の確認
- 発声・発音の状態
- 遊びを通して行動を観察
- 声かけへの反応
- 今後のアドバイス

いろいろな遊びを通して、保健師や言語聴覚士（ST）らが専門的な視点から子どもを観察し、できることを増やすなどの指導がおこなわれる

「経過観察」のとらえ方

「様子をみる」あるいは「経過観察」というのは、なにもせずに放っておいて大丈夫という意味ではありません。この時期に適切な働きかけをおこなうことで、子どもはのびのびと豊かに発育し、ことばの芽をはぐくむことができます。

のびのびと自由に遊ばせる

無理にことばの勉強をさせたり、遊ぶのを禁じたりせず、子どもの好きな遊びをさせてあげましょう。遊ぶことで五感や運動機能の発達がうながされ、やがて発語につながります。

「みているよ、大丈夫」という安心感のなかで見守る

愛着の形成（→P18）は、ことばの発達に欠かせない要素です。安心してすごせるように見守り、スキンシップを心がけることも大切です。

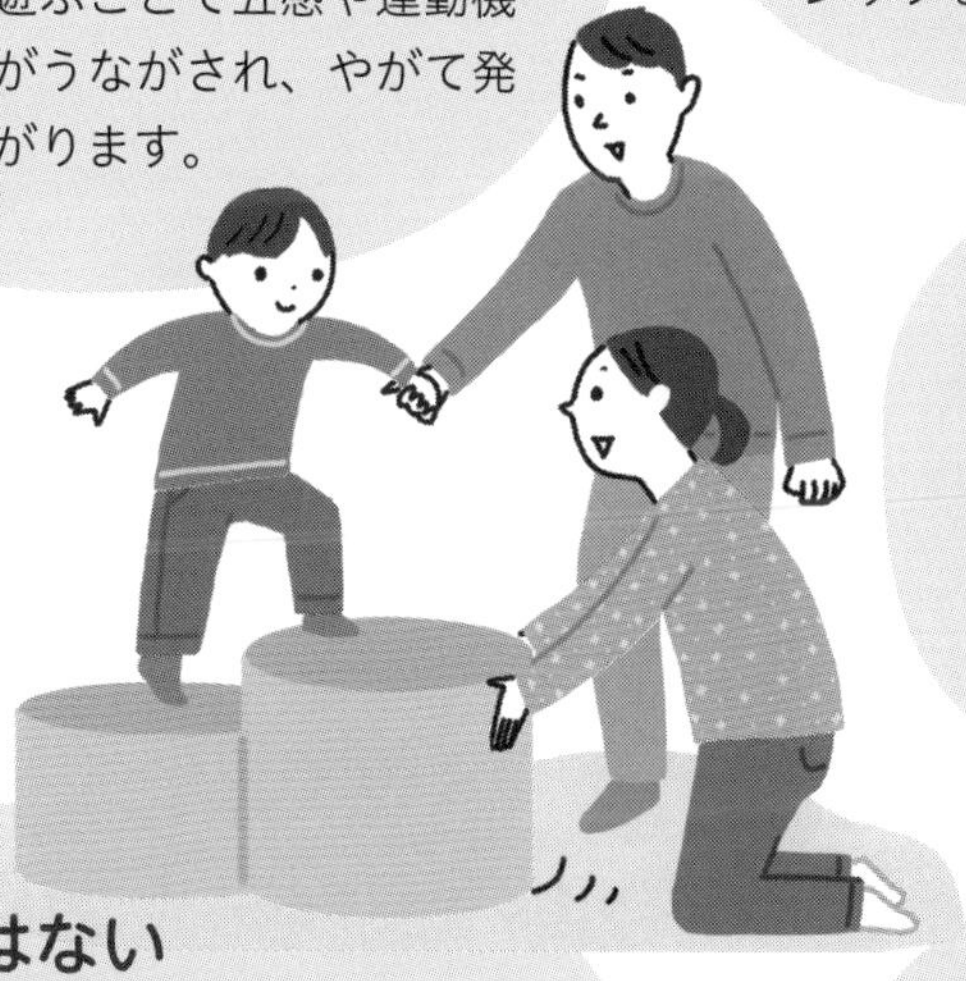

子どものペースに合わせる

遊びや習い事は、子どもが楽しんでいるものや自主的に選んだものを優先させましょう。強制せず、子どものペースに合わせることが大切です。

命令ではない声かけで支える

「○○しなさい」とか「これは○○でしょ！」などと命令や叱責するのではなく、「これはなんていうのかな？」とか「うん、○○だね」というように、否定せずに声をかけるようにします。

チャレンジ精神を応援する

うまくできないことがあっても、けがや事故の危険がないかぎり、過保護に手助けしないようにします。逆に途中で投げ出しそうなときには、達成できるようにサポートしましょう。

遅れがあってもなくてもすべきことは同じ

ことばの遅れがあるからといって、特殊な対処法があるわけではありません。遅れがあってもなくても、親がすべきことは同じです。まずは、子どもをありのまま受け入れてあげましょう。

発達のしかたは凸凹していてあたり前

子どもの発達の進みぐあいには、多少の凸凹がみられるものです。とくに生活に支障がなければ、個性のひとつと考えましょう。

ただ、なかには特定の領域の発達が極端に遅れ、ことばが出ない子どももいます。愛情をもって働きかけをしてもことばが出ないと、不安から「一刻も早く」と診断を急ぐケースがあるようです。

しかし、原因が判明するしないに関係なく、親がすべきサポートは実は同じなのです。子どもと心を通わせ、笑顔を増やす環境をつくり、コミュニケーションへの興味を引き出す働きかけを続けることが、なによりも大切です。

ありのままを受け入れる（マズローの欲求階層）

アメリカの心理学者マズローが唱えた人間の５つの欲求段階。このなかでも、乳幼児期には、❶〜❹までの欲求が順に満たされる必要があります。これらが満たされないと、次のステップに進むことができません。

また、子どもの気持ちをとらえ、ありのままを受け入れるためには、４つの欲求が満たされているかが重要なので、よく観察しましょう。

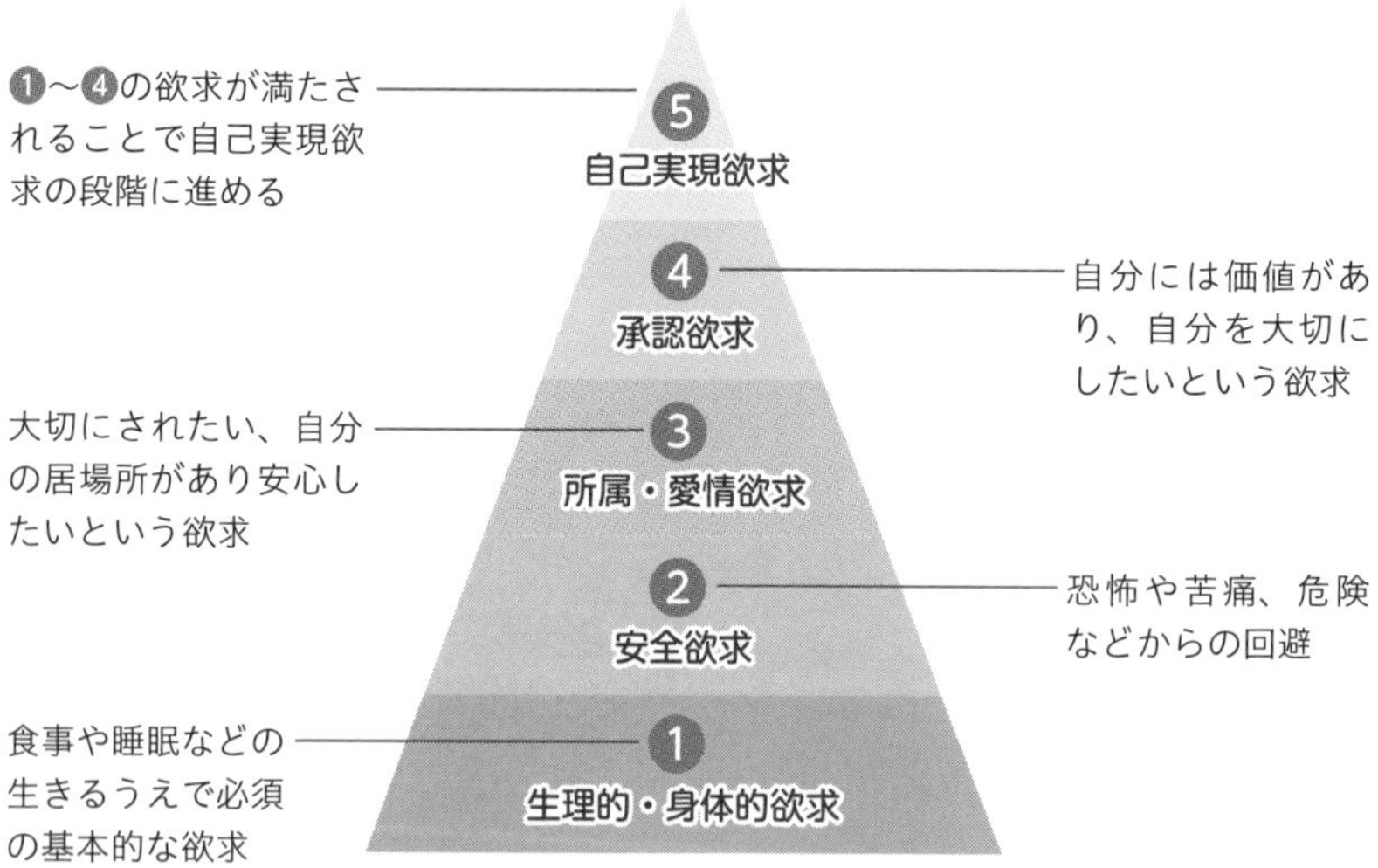
❶〜❹の欲求が満たされることで自己実現欲求の段階に進める
5
自己実現欲求
4
承認欲求
自分には価値があり、自分を大切にしたいという欲求
大切にされたい、自分の居場所があり安心したいという欲求
3
所属・愛情欲求
2
安全欲求
恐怖や苦痛、危険などからの回避
食事や睡眠などの生きるうえで必須の基本的な欲求
1
生理的・身体的欲求

ことばを発しやすい環境をつくる

遅れをとり戻そうとして、あせってことばの勉強ばかりさせるのは禁物です。環境を整えつつ、心と体の発育を見守りましょう。

反応する

子どもからの発信を上手に受けとめよう

子どもからの働きかけに、きちんと応えます。子どもが声をあげたり、親のほうに顔を向けたりしているときはしっかり向き合って声をかけ、反応してあげます。

体験させる

外遊びを増やす

感覚や運動機能の発達には、体を使った外遊びが効果的です。自然のなかでさまざまなものにふれ、みたり聞いたりするような新しい体験をさせましょう。

笑い声を増やす

楽しい遊びをいっしょにする

ことばの発達には、他者とのコミュニケーション能力が必要です。もっとも身近な親といっしょに楽しい経験を積み重ねると人とのかかわり方を身につけることができるようになります。

睡眠と食事

生活リズムを整える

心身の発育には睡眠と食事が重要です。とくに子どもは眠っているあいだに脳や神経のネットワークが発達します。十分な睡眠と、規則正しい食事で生活リズムを整えます。

共感する

子どもの気持ちによりそう

子どもの発したことばをくり返したり、肯定したり共感することで子どもは安心し、信頼関係を築けます。いちいち言い間違いを指摘したり、言い直させたりするのはやめましょう。

強い刺激から守る

家族仲よく協力しあう

大声や怒鳴り声、ケンカなどの強い刺激は、子どもの脳の発育に影響します。家庭内で問題が生じたら、協力しあい、お互いに思いやりをもって解決しましょう。夫婦ゲンカや暴言、大声で子どもを怒鳴りつけるのはNGです。

けっしてあなたのせいではない

子どもにことばの遅れがあるからといって、周囲の人が母親を責めるのは間違いです。また、自分自身を責めてもいけません。悩みをひとりで抱え込まず、助けを求め、負担を軽減しましょう。

助けるべき母親が追いつめられている

乳幼児の子育てはそれだけでたいへんな負担です。そのうえ、ことばの遅れが気になる、あるいは遅れを指摘されたという場合、母親を責めたり追いつめたりすることがあってはいけません。

三歳くらいまでのことばの遅れは原因を確定できるケースのほうが少数ですから、むやみに原因探しにこだわったり、ましてや原因を母親のせいにしたりするのはやめましょう。また、自分自身を責める必要もありません。

必要なのは、母親への支援です。子どものことばの発達をうながすには、母親が安心して子育てできる環境と手助けが必要です。

母親にかかる負荷

現代の子育ては、母親にかかる負荷が非常に大きくなっています。加えてことばの遅れがあると、責任を感じてさらに追いつめられるケースが少なくありません。

ことばの遅れと将来への不安

教科書通りにいかない現実

孤立した育児環境

周囲の心無いことば

責任の押しつけ

ワンオペ育児

▼

母親（養育者）

親の苦しみは子どもに伝わる

ひとりで抱え込まないことが子どものためにもなる

親が抱える苦しみを子どもは敏感に察知します。こうしたストレスがことばの発育にも影響します。それを防ぐためにも、ひとりで悩まずに、気軽に相談や支援などを受ける必要があります。

しぐさでわかる「ことばの芽」

ことばの遅れがあっても、子どものなかでは着々と「ことばの芽」が育っているものです。それを示すサインが子どものしぐさに表れているはず。下のようなしぐさがあれば、ことばの準備が進んでいると考えてよいでしょう。

- □ 電車や車、飛行機の音に反応する
- □ くすぐると声を出して笑う
- □ こわいときや痛いときにおとなに助けを求めてくる
- □ 名前をよぶとふり返る
- □ 「ごはんよ」と言うと食卓のほうへ近づく
- □ 音楽に合わせて歌の一部をうたう
- □ 「ちょうだい」のしぐさをする
- □ 追いかけると喜んで逃げる
- □ 「バナナはどれ？」と聞くとバナナをみたり指で差す
- □ 「お父さんどこ？」と聞くと、お父さんのほうをみる

声を出して笑うなどの反応があれば、発語の準備は進んでいる

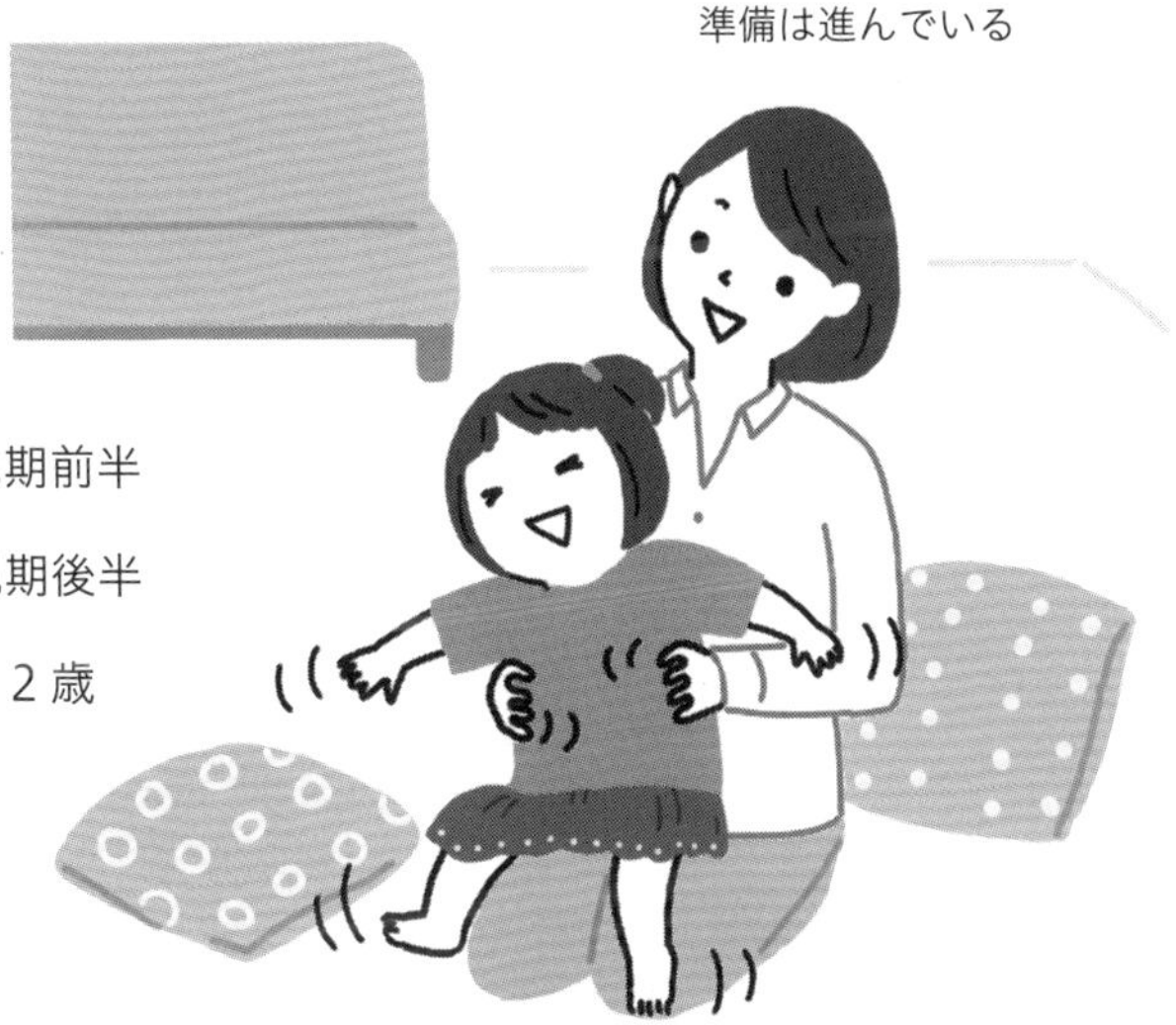

- □ 乳児期前半
- □ 乳児期後半
- □ 1～2歳

これらのしぐさや行動は、いずれも聴力や視力、声を発するための器官が順調に発達しており、ことばの意味を理解し、コミュニケーション能力があることを示しています。つまり、ことばの基礎になる力が育っている証拠です。

COLUMN

夫婦ゲンカが子どもの発達を妨げる

強い刺激が子どもの脳を傷つける

乳幼児の脳は、親やきょうだいなどの家族、生育環境から受ける刺激に対して敏感に反応します。それが好ましい刺激であればよいのですが、なかには子どもの脳を著しく傷つけるものがあります。

おとななら聞きたくないもの、みたくないものから目を背け、その場から立ち去ることもできますが、子どもにはそれができません。強い刺激に否応なくさらされてしまうのです。これが日常的なら、その影響ははかり知れません。

暴言や大きな音がトラウマになる

怒鳴ったり暴言を吐いたりしても、幼い子どもには伝わらないと思うかもしれません。しかし、子どもたちは、恐怖や不安を敏感に感じとっています。

こうした好ましくない刺激は、子どもの脳を傷つけトラウマ（心の傷の意味）となり、ことばの発達に影響することを忘れないようにしましょう。

発達の妨げとなる刺激

怒鳴り声や大きな音、暴力や虐待、またショッキングな映像や体験などは、好ましくない強い刺激となり、乳幼児の脳の発達を妨げます。

夫婦ゲンカ

怒鳴り声や罵声、ものが壊れる音、暴力やDVなどは強い恐怖や不安を感じる

虐待

身体的、性的、心理的な虐待は心身両面を深く傷つけ、発達に悪影響をおよぼす。また、親は虐待だと思っていなくても過剰な塾通いや習い事、受験勉強の強制といったものが教育虐待につながるおそれもある

衝撃的な出来事

地震や台風などの自然災害、事件や事故などの体験のほか、ショッキングな映像なども影響する

2

接し方を変えて ことばを育てよう

子どものことばをはぐくみ、
ことばを発しやすくするためには、
接し方を少しだけ工夫してみる必要があります。
発想をほんの少し変えるだけで、
子どものみえ方が変わってくるばかりでなく、
自分自身の気持ちも楽になるはずです。

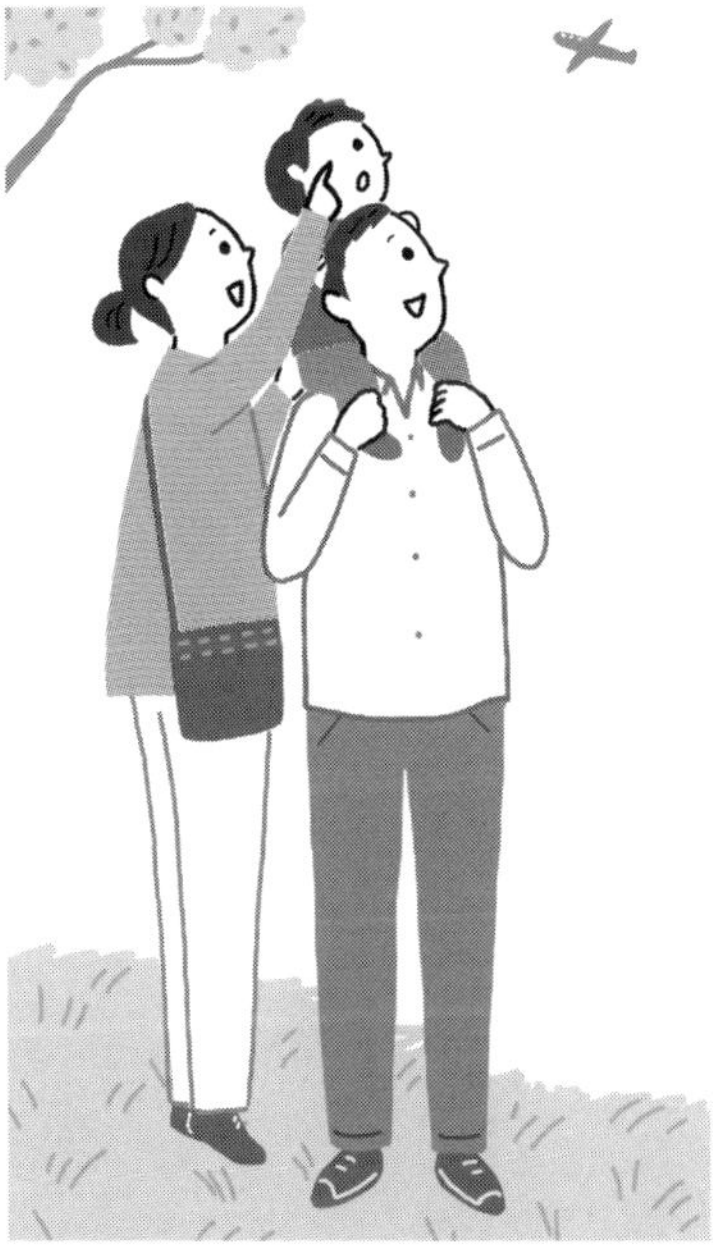

正すことより喜びを増やそう

ことばの遅れにとらわれすぎるのはよくありません。「遅れ」をとり戻したり正したりするのではなく、子どもの伴走者として、よりそいながら、子どもの笑顔を引き出しましょう。

完璧をやめることからはじめよう

ことばの遅れは自分のせいだとか、自分がしっかりしなくては、などと思いつめていませんか?

また、いい子に育てたい、そのためには子どもの模範となる親でありたいとがんばっている人もたくさんいるでしょう。

しかし、こんなふうに完璧にこなそうとすると、親も子どもも苦しくなってしまいます。

まずは、完璧をめざすのをやめましょう。子どもが笑顔で、幸せであることが第一です。遅れと考えるのでなく、その子なりのペースで育っていると考えることで、子どもとの時間がもっと楽しいものになるはずです。

ひとりで背負わずに協力してもらおう

日本では、ひとりで育児をこなす「ワンオペ育児」がしばしば問題になっています。母親が育児の悩みをひとりで抱え込まないためにも、夫やパートナーの意識改革が必要です。

意識を変えるためには、育児や家事ですべきこと、仕事の状況、悩みや不安などを書き出し、「みえる化」するとよいでしょう。

こうした工夫によって分担の仕方や共有すべきことがみえてきます。協力してスケジュールを立て直すことで、「いっしょに育てる」意識改革につながるはずです。

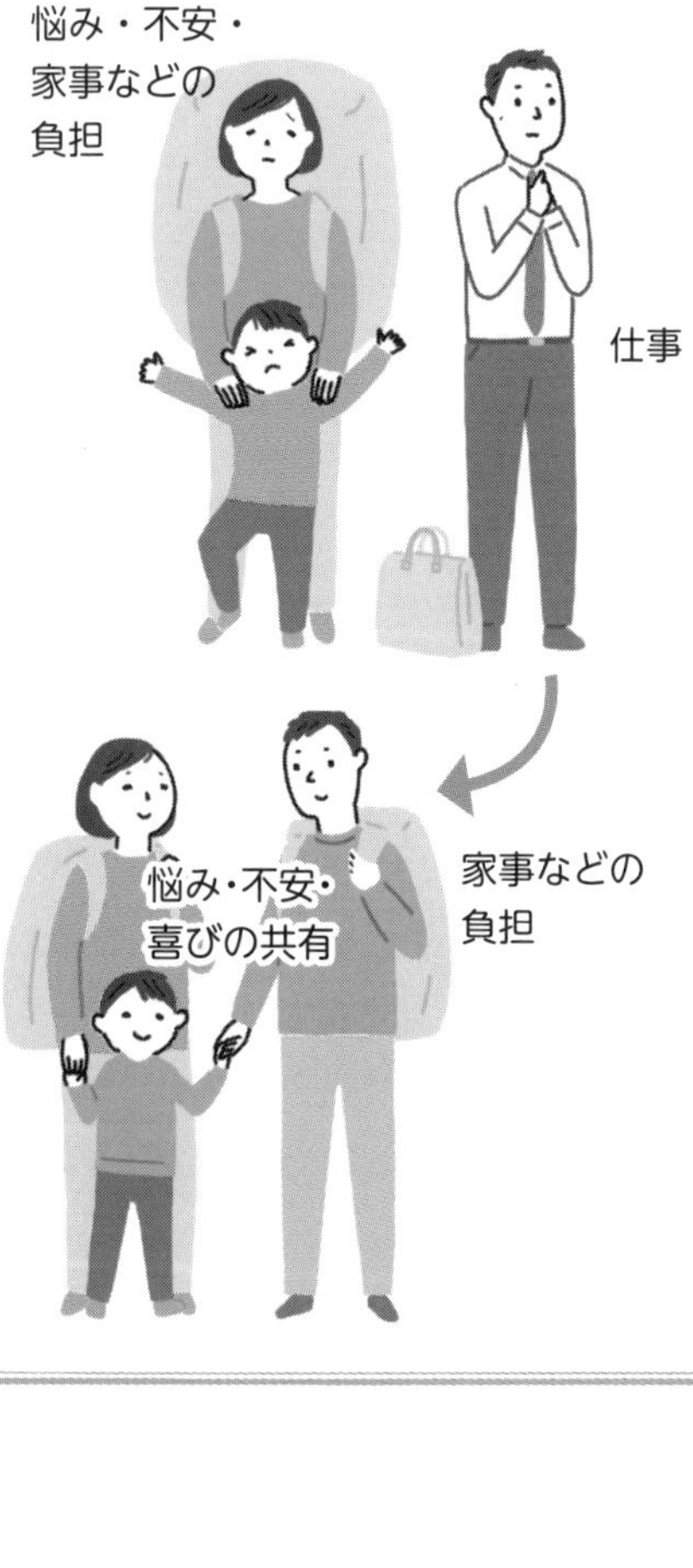
悩み・不安・家事などの負担
仕事
家事などの負担
悩み・不安・喜びの共有

喜びを増やし、発語につなげる

できないことに気をとられると、つい叱ったり注意したりしがちです。ことばの発達には、できることをほめ、子どもが笑顔ですごすことのほうが重要です。

どんなことに興味があるのかな？

いいね～ オメメ
よくみえるぞー
あー
すごい！　こんな
ことができるように
なったんだね

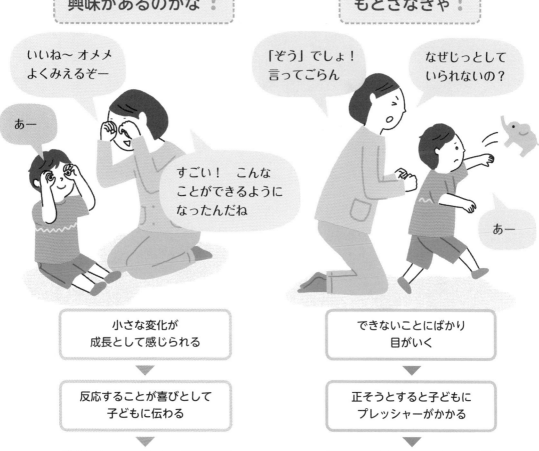

小さな変化が
成長として感じられる

▼

反応することが喜びとして
子どもに伝わる

▼

楽しい、もっと表現したい……
発語に働きかける

遅れをとりもどさなきゃ！

「ぞう」でしょ！
言ってごらん
なぜじっとして
いられないの？
あー

できないことにばかり
目がいく

▼

正そうとすると子どもに
プレッシャーがかかる

▼

萎縮させてしまう……
発語が遅くなる

泣いたときは抱きしめて安心させる

不安なときや泣いたりぐずったりしているとき、子どもには安心させてくれる存在が必要です。こうした要求に応えることで愛着が形成され、ことばをはぐくむ土台となります。

不安に応えてくれる存在が必要

育児の悩みや不安を相談したとき、「大丈夫だよ」と言ってもらえると、それだけでホッとすることがあります。同じように、子どもも不安なときには親に大丈夫だと抱きしめてほしいのです。

子どもの愛情表現を全身で受けとめよう

常に親に守られているという安心感があればこそ愛着が形成され（→P18）、それによって情緒が安定し、ことばがはぐくまれます。

子どもが泣いたり、不安になったりしているときは、あと回しにせずに、優先してしっかり応えてあげましょう。

安心感がことばを育てる

なにがあっても、親がそばにいて守ってくれるという安心感が、子どもの自発的な行動をうながし、発語につながっていくのです。

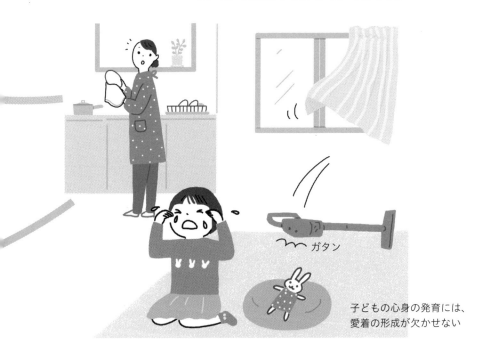

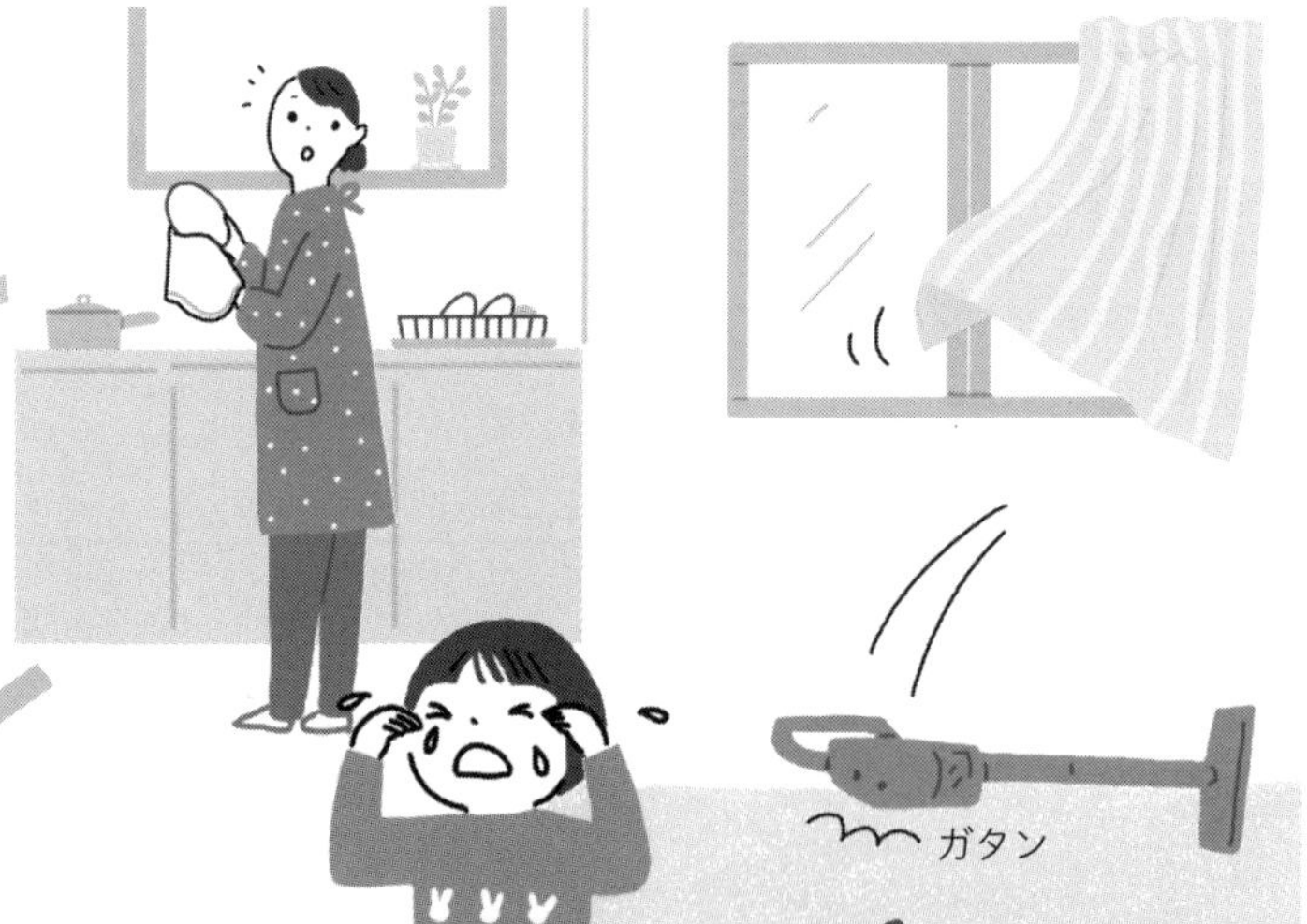

子どもの心身の発育には、
愛着の形成が欠かせない

こんなときどうするの？

Q 二歳半なのにごにょごにょ言うだけです

A ことばが理解できていれば、三歳まではこだわらずに

三歳くらいまでは、発語がなくてもことばの意味を理解できているなら心配ありません。

確認のため、「パパはどこかな?」など簡単な問いかけをしてみましょう。それに対して、声をあげる、指で示すといった反応があるなら、ことばをちゃんと理解できるということです。

声かけするときは、子どもが反応しやすいことばを選びます。たとえば、「どっちが大きいかな?」というように、簡単に答えられる声かけをするとよいでしょう。

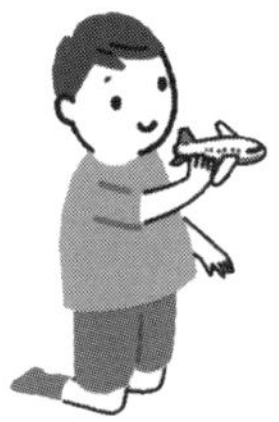

不安・不快・悲しみ
↓
なぐさめ・落ちつかせる
↓
安心・安全
↓
愛着・信頼感
↓
自発的な行動
↓
発語

愛着や信頼感が確立されると、自発的な行動やコミュニケーション能力がはぐくまれ、それが発語の土台になる

こんな意識であやしてみよう！

求められているなうれしいな

こわかったんだね～

大丈夫ママいるよ～

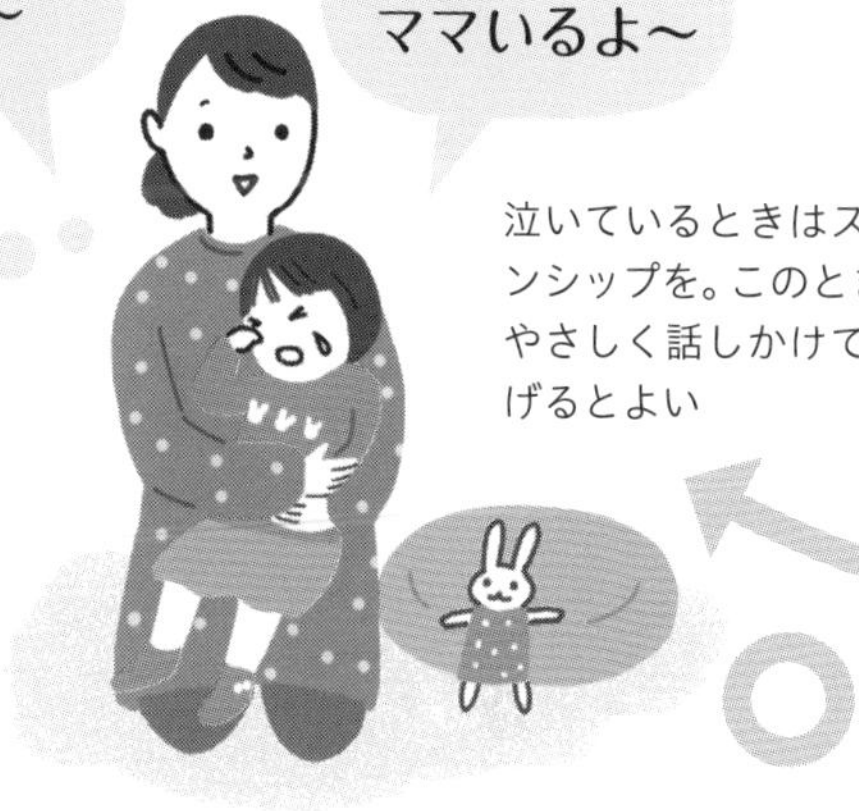

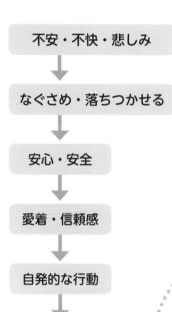

泣いているときはスキンシップを。このとき、やさしく話しかけてあげるとよい

○

またか

そのうち泣きやむでしょ

家事を先にすませよう

×

大切な時期を逃さない

新生児～2、3歳くらいまでは愛着形成においてもっとも重要な時期。とくにスキンシップと声かけを意識しておこないたい

子どもの安全基地になろう

子どもの好奇心をおさえ込まないようにします。安全を確保したうえで、自由に探索させましょう。好奇心は、ことばをはぐくむ大切な心の動きです。

● 探索や冒険をやさしく見守る ●

探索中にこわい目にあっても母親の胸に飛び込めば大丈夫。こうした安心感・信頼感があると、子どもはまた探索に出かけられます。親は子どもの安全基地として、見守ることが大切です。

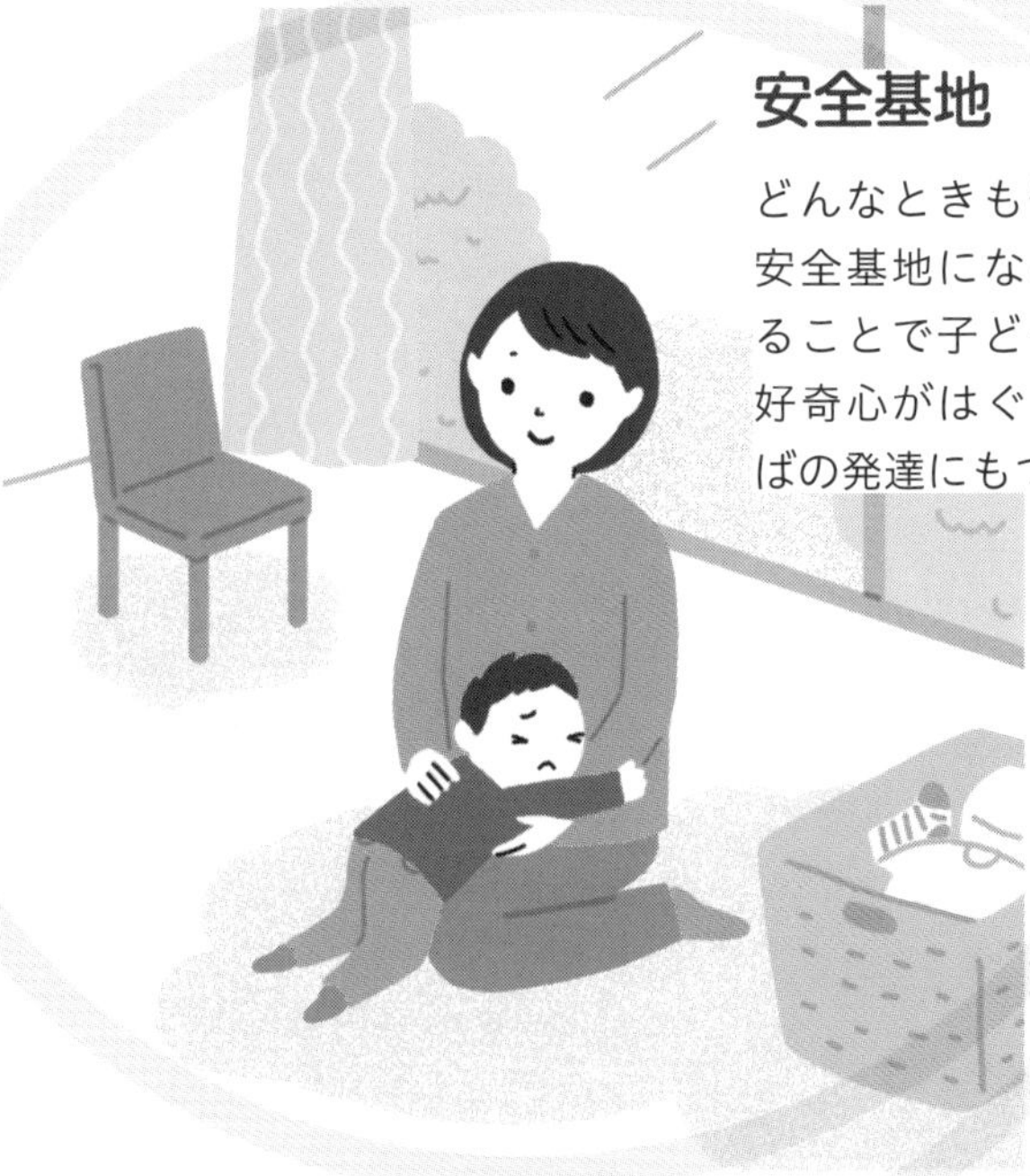

安全基地

どんなときも子どもを守る安全基地になろう。そうすることで子どもの自主性や好奇心がはぐくまれ、ことばの発達にもつながる

「見守る」の考え方を変えよう

危険なものに近づけないためにそばにいる → 安全を確保したうえで子どもの好奇心によりそう

ことばの発達にはこちらの考え方が必要

いたずらは自発的な好奇心の表れ

ことばの発達をうながすには、子どもの自発的な行動を妨げないよう注意が必要です。みずから進んでなにかをするとき、子どもの心は好奇心にあふれています。また、いたずらをしているときほど静かなものですが、それは子どもがなにかに集中している証拠です。

そんなときはけがをしないように配慮したうえで、子どもの好奇心を見守ります。失敗したら大丈夫だと抱きしめ、安心させましょう。それによって子どもはまた新たなことにチャレンジできます。

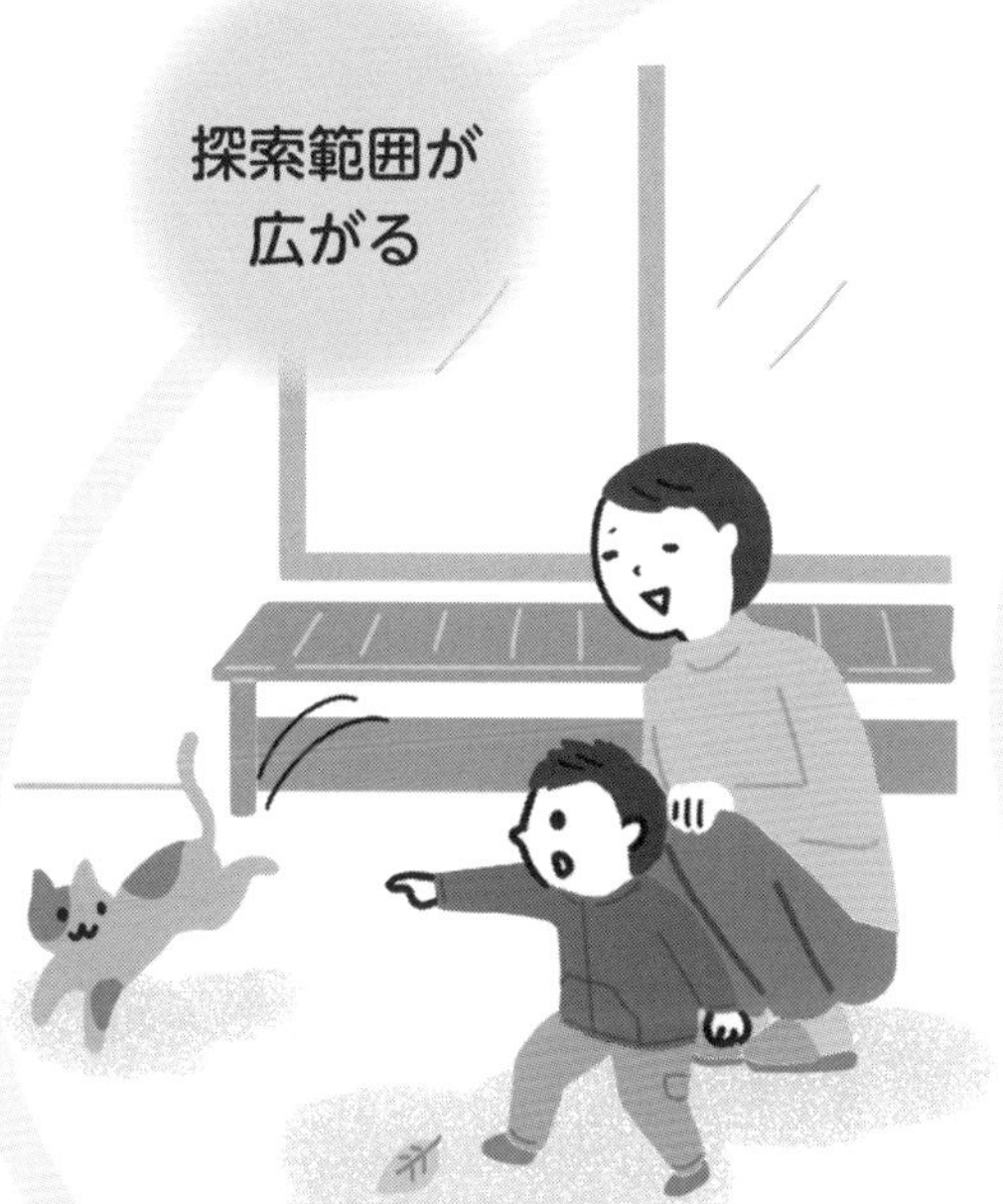
探索範囲が
広がる

冒険

信頼関係が確立されると、探索範囲が広がる。周囲のあらゆるものに興味をもち、チャレンジする気持ちがわいてくる

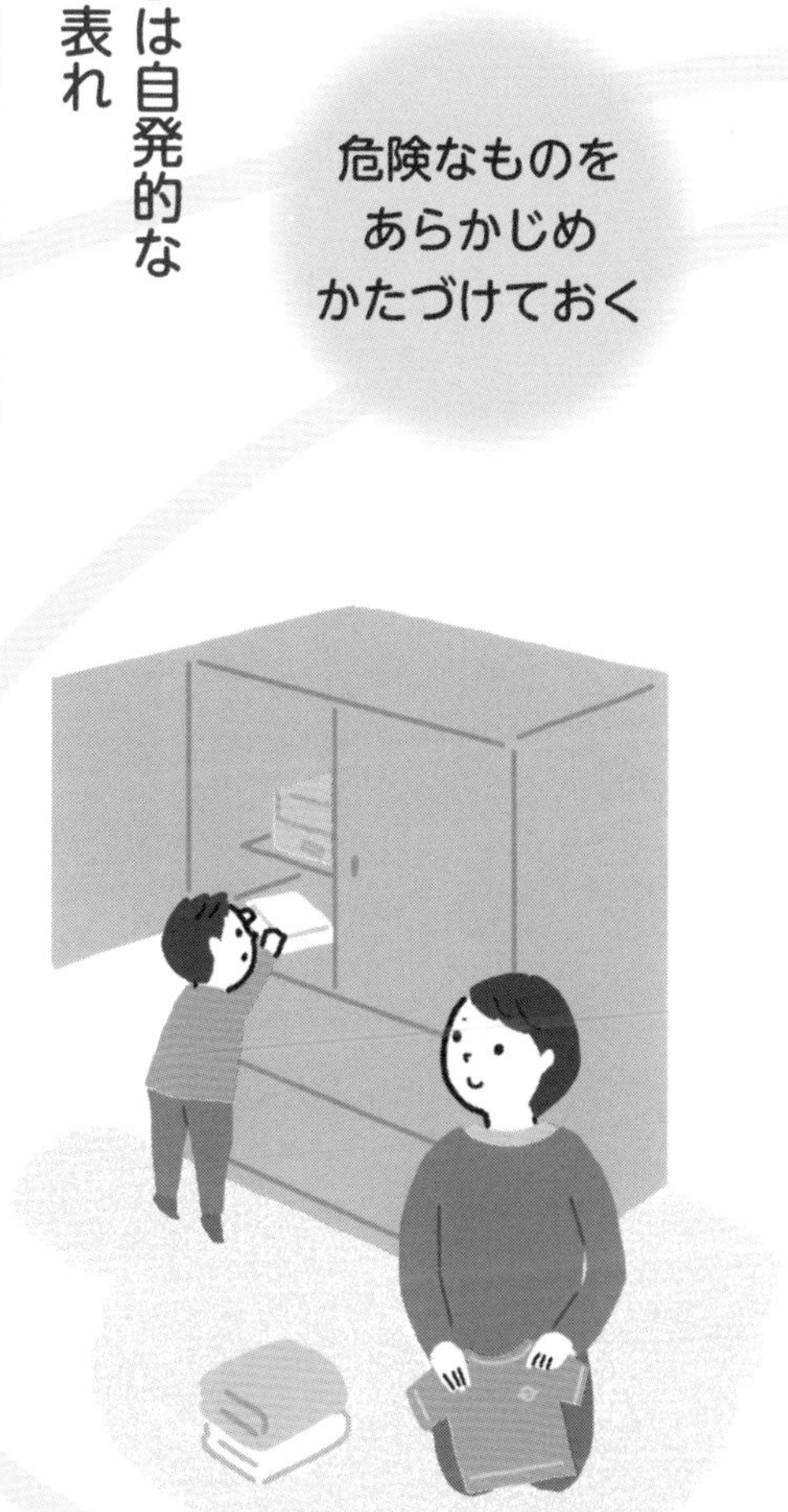
危険なものを
あらかじめ
かたづけておく

探索

興味があるものに手を伸ばし、ふれたり、口に入れたりするのはごく自然な行動。探索によって、新しい感覚を習得していく

叱らずにプラスの言い方に変える

ことばをはぐくむには、親の声かけや働きかけも大切な要素です。とはいえ、ふだんはつい叱ってしまうことも多いはず。子どもになにかを伝えたいときは、子どもに届くことばを選択しましょう。

「ダメ」では子どもに届かない

「ダメって言ったでしょう！」とか「早くかたづけなさい！」など、子どもがいうことを聞かないと叱ったり注意したりすることが多くなります。

しかし、否定や叱ることばは、子どもには届いていません。叱られたという不快でこわい情報だけが残ってしまうのです。子どもの脳は、心地よいと感じた状態にあるほど学習効果が上がります。

つまり、子どもにことばや意図を伝えるには、子どもが興味を示すように話す必要があります。

にこやかに落ちついた声で、話を聞いてほしいという気持ちを込めてことばを届けましょう。

伝え方を考える

情報を冷静に伝えるプラス思考の声かけは、子どもに伝わりやすく、ことばの発達につながります。

感情＝情動	事実＝情報
「やめて！」	「○○だから～しよう」
「ダメ！」	「こうするといいよ」
「危ない！」	「危ないからこうしよう」
「おしまい！」	「これしたら終わりにしよう」
↓	↓
否定的（マイナス思考）	肯定的（プラス思考）
↓	↓
ことばの発達を妨げる	ことばの発達につながる

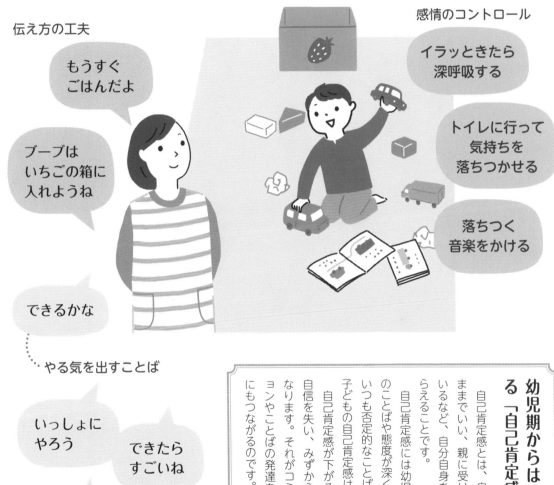

「できた」体験がことばにつながる

伝え方しだいで子どもの行動は変わります。伝え方を工夫して、「できた！」という経験をたくさんさせましょう。

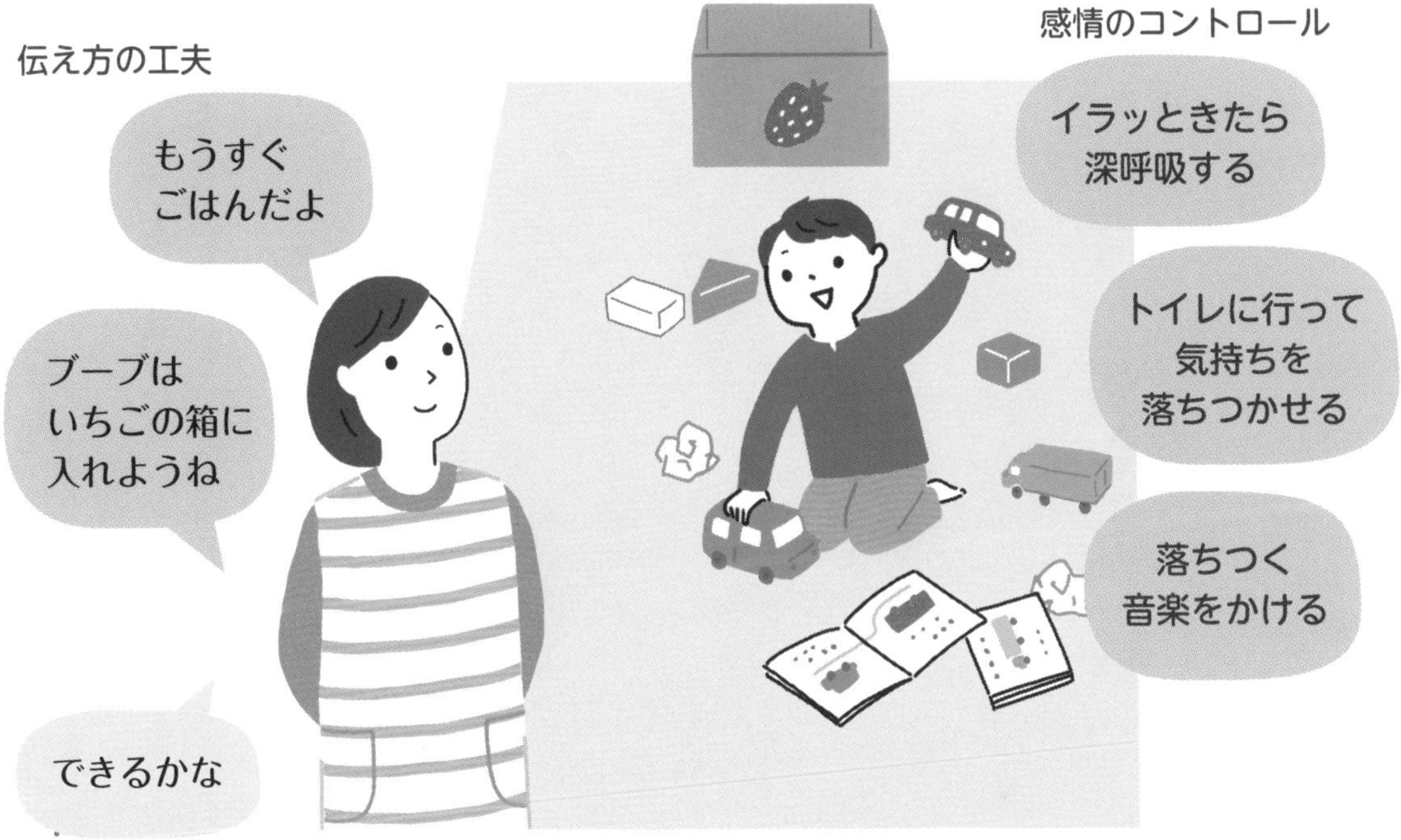
伝え方の工夫
もうすぐごはんだよ
ブーブはいちごの箱に入れようね
できるかな
感情のコントロール
イラッときたら深呼吸する
トイレに行って気持ちを落ちつかせる
落ちつく音楽をかける

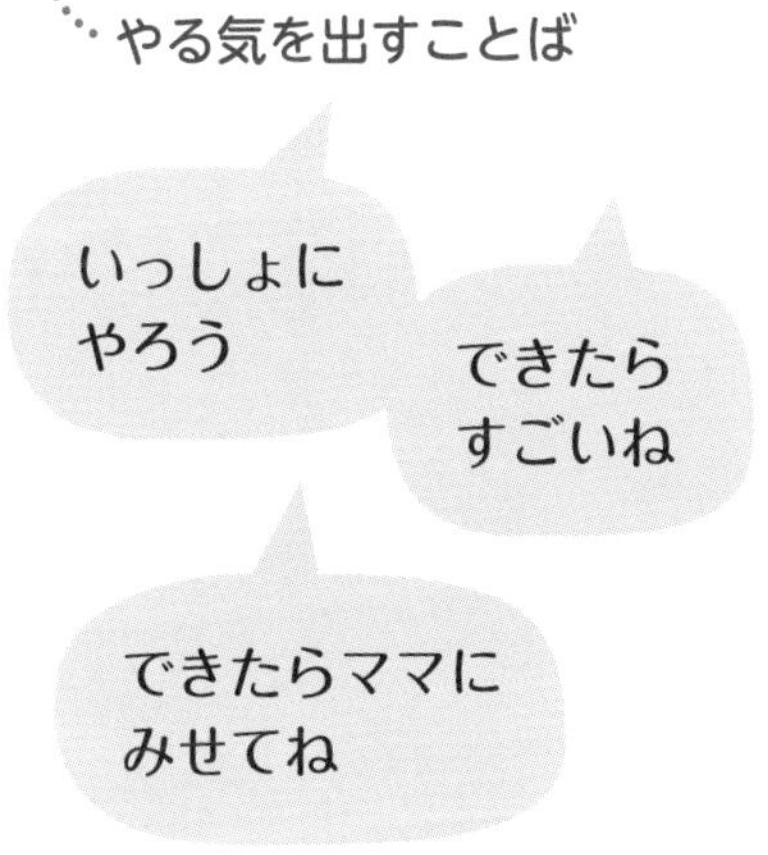
やる気を出すことば
いっしょにやろう
できたらすごいね
できたらママにみせてね

幼児期からはぐくまれる「自己肯定感」

自己肯定感とは、自分はありのままでいい、親に受け入れられているなど、自分自身を肯定的にとらえることです。

自己肯定感には幼児期からの親のことばや態度が深く影響します。いつも否定的なことばかりでは、子どもの自己肯定感は育ちません。

自己肯定感が下がると子どもは自信を失い、みずから行動しなくなります。それがコミュニケーションやことばの発達を妨げることにもつながるのです。

「できた」ことをしっかりほめる

ついつい感情的なことばが出てしまうのは、「できない」ことに目が向いているからです。「できた」ことに焦点をあてれば、もっとたくさん子どもをほめてあげられるようになります。

●「できた」ことに目を向けよう●

自主的にできたことは、とくにほめて伸ばしたい部分です。子どもに伝わるようにしっかりほめてあげましょう。

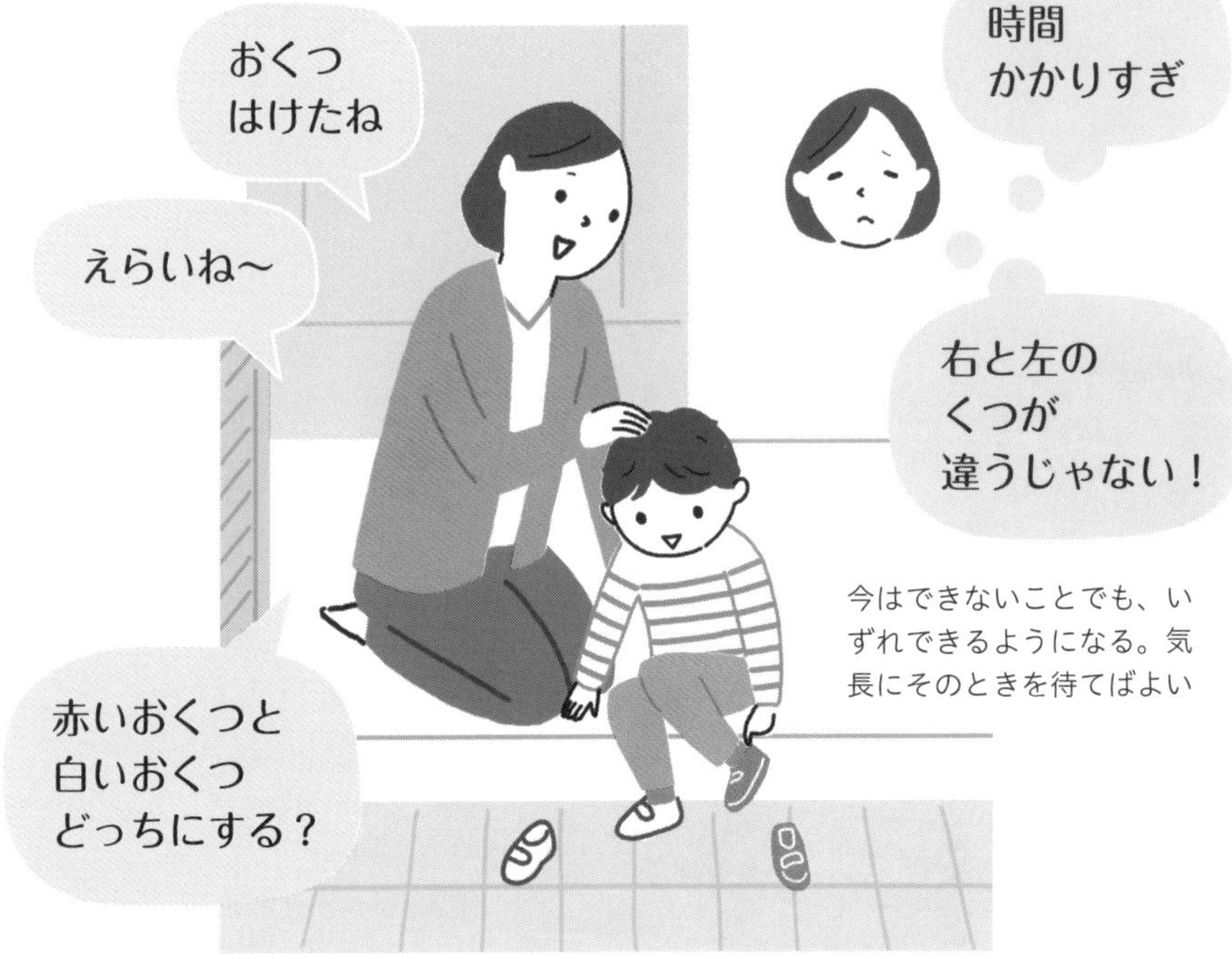

おくつ はけたね
えらいね〜
赤いおくつと 白いおくつ どっちにする？
時間 かかりすぎ
右と左の くつが 違うじゃない！
今はできないことでも、いずれできるようになる。気長にそのときを待てばよい

「できなくてあたり前」と考えよう

親ならだれでもわが子には「いい子」や「できる子」になってほしいものでしょう。

しかし、そうした親の期待を無理に押しつけると、子どもは受け身になって自主性が育ちません。また、感情的・否定的なことばによって自己肯定感がはぐくまれず、ことばの遅れにつながります。

子どもは、まだいろいろなことがうまくできなくてあたり前です。できないことを親の基準で判断してはいけません。

まずは、視点を変えることからはじめましょう。「できた」ことに目を向け、生活のなかでできるだけほめる機会を増やしましょう。

ほめられた数だけことばは育つ

ポジティブな状態のときは脳の学習効果も高まることがわかっています。つまり、たくさんほめられたほうがことばも育ちやすいのです。

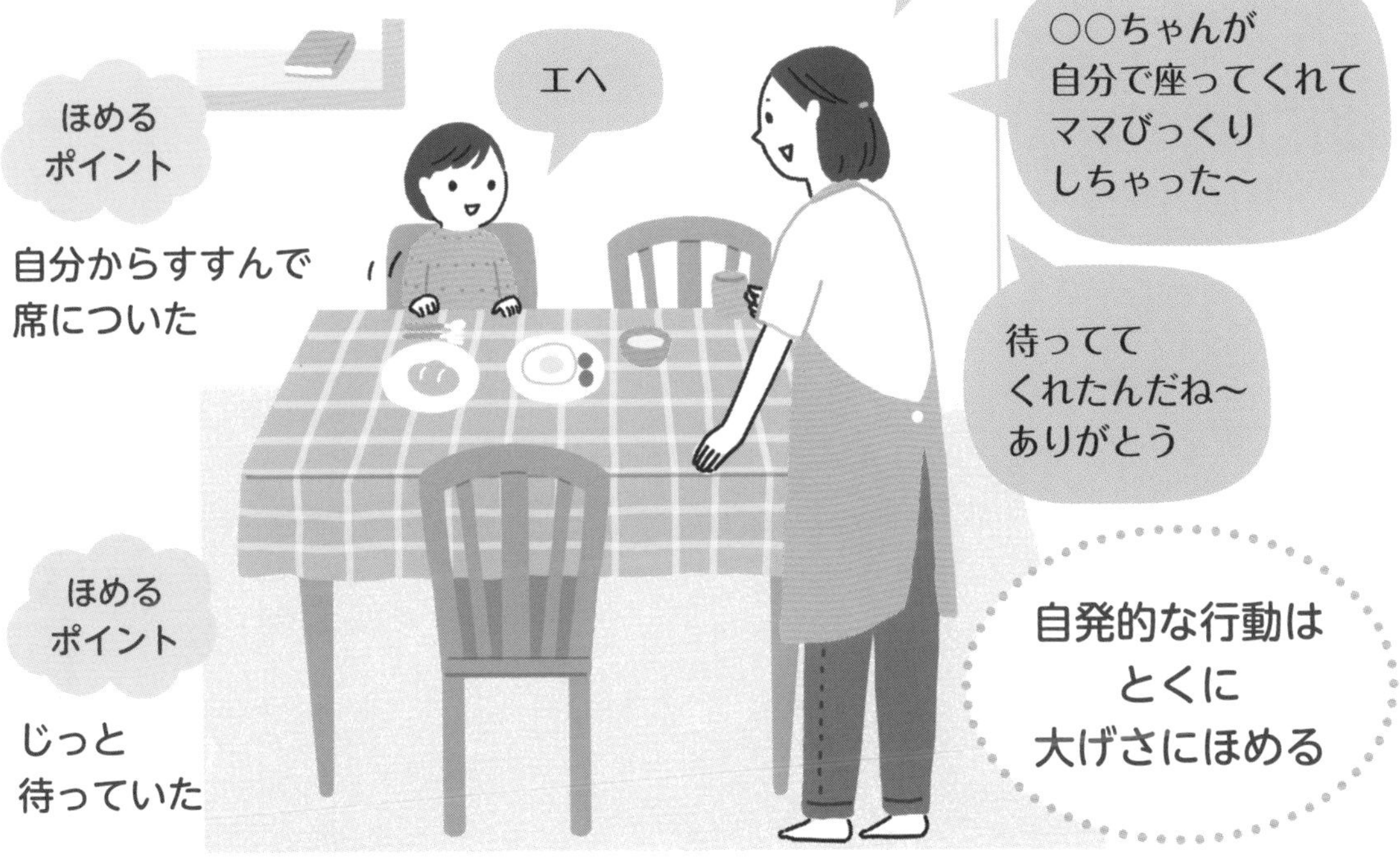
ごはんよ〜
エヘ
○○ちゃんが
自分で座ってくれて
ママびっくり
しちゃった〜
待ってて
くれたんだね〜
ありがとう
ほめるポイント
自分からすすんで
席についた
ほめるポイント
じっと
待っていた
自発的な行動は
とくに
大げさにほめる

明るく元気にあいさつからはじめよう

あいさつは日常生活のいろいろな場面でたびたび交わされます。また、お辞儀をする、手をふるなどの身ぶりを伴うため、ことばを覚えやすく、コミュニケーションのとり方を学ぶよい機会になります。

まずは、親が積極的に明るくあいさつする姿をみせましょう。子どもがまねをしてあいさつしたときは、しっかり応え、たっぷりほめましょう。

おはよう

いただきます

ごちそうさま

ありがとう

いってらっしゃい

おかえりなさい

よりそう気持ちをことばにする

子どもの気持ちをくみとり、ことばにしてあげましょう。気持ちによりそい共感することで、子どもは自信をつけ、それがことばを発する原動力になります。

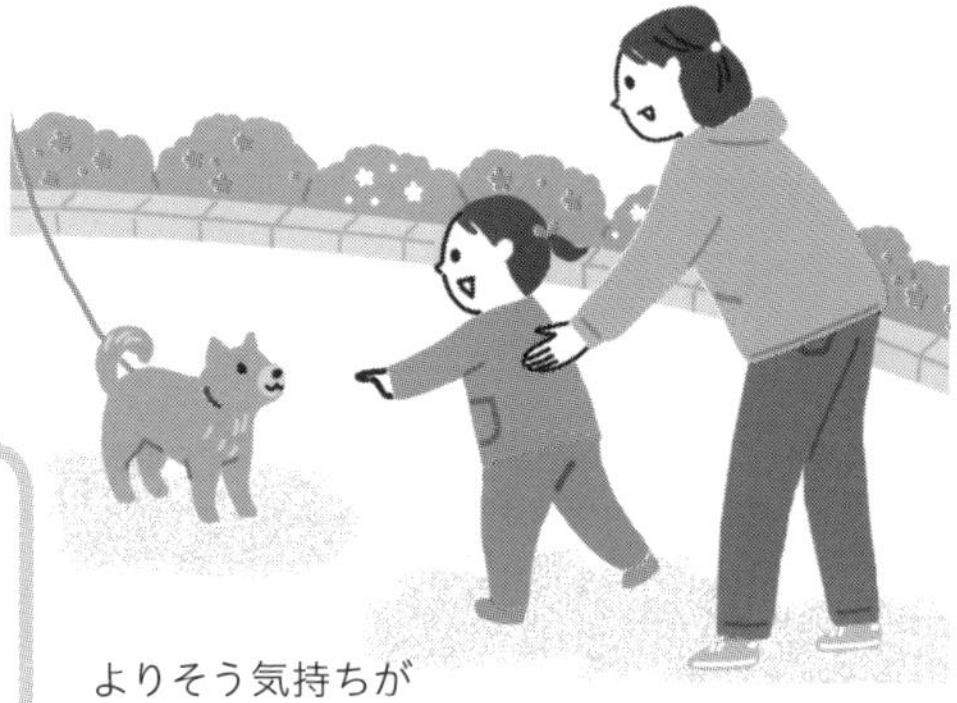

よりそう気持ちが
好奇心やことばを育てる

ことばを無理に押しつけない

おとなでも自分があまり興味のないことには共感できませんし、そんなときに発することばは相手の心にもあまり響きません。

子どももそれは同じです。一方的に並べ立てたことばは、子どもに届きません。大切なのは、子どもの気持ちによりそいたいという、その気持ちをことばにすることです。

共感してもらえたと感じることは、子どもの自信につながります。また、人とつながりたいという気持ちを育てるためにもとても大切な感情なのです。

共感が自信に

「受け入れられたい」という欲求が満たされ、それがことばを発する自信につながります。

人に共感される

人を思いやり、人とつながりたいと思う気持ちは、自分自身に共感されることで生まれる

▼

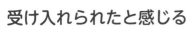

受け入れられたと感じる

共感されることで、自分の存在が受け入れられたと感じる

▼

自分自身が満たされる

自分はありのままでよいと肯定できるようになる

▼

情緒の安定がことばにつながる

情緒が安定することで、好奇心から自発的な行動が増え、結果的にことばがはぐくまれる

興味から生まれることば

子どもが興味を示すものや、楽しんでいるものによりそうことからことばが生まれます。

子どもの目線に合わせる

子どもが興味をもったものを同じ目線でいっしょにみることが大切。子どもが歓声をあげたら、その声を拾って気持ちをことばに変える

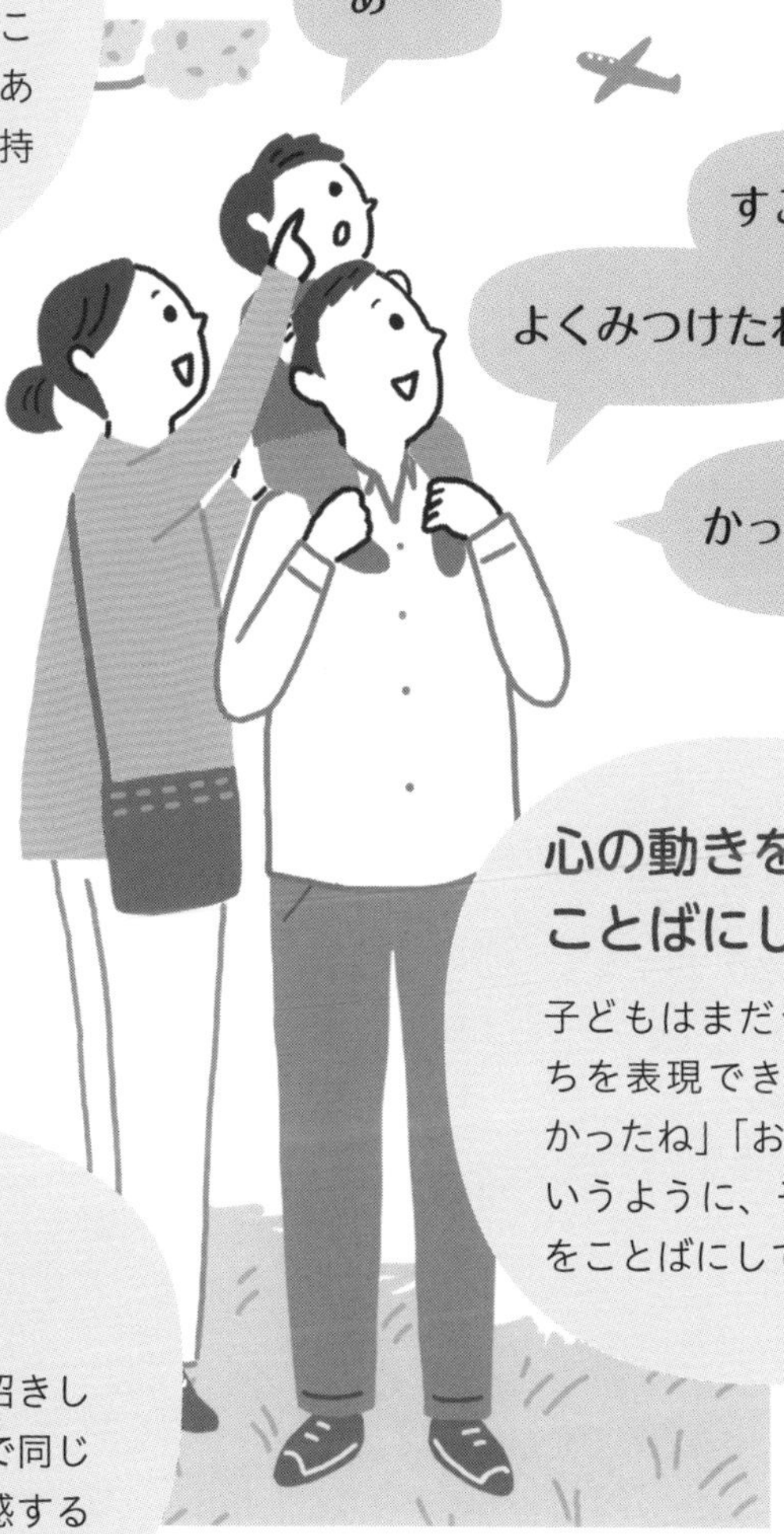
あー
すごいな～
よくみつけたね
かっこいいなぁ～
あっ、お空に
ヒコウキ
飛んでるね～
ブーンって
飛んでるね

心の動きをことばにしてみる

子どもはまだうまく自分の気持ちを表現できない。「おもしろかったね」「おいしそうだね」というように、子どもの心の動きをことばにして話しかけてみる

ジェスチャーでことばにつなげる

ことばをかけるときに、手招きして注意を引いたり、指さしで同じものに注目することで、共感する気持ちがより伝わりやすくなる

子どもが発する声を会話につなげよう

発語をうながすには、子どもの話によく耳を傾けることも大切です。単語や言い回しが間違っていても否定や修正をせず、子どもがなにを伝えたがっているのか、聞いてあげましょう。

子どものことばや興味をさえぎらない

子どもが好きなものや興味を示すものが親の希望や期待と違っても、否定したり無視したりしてはいけません。

「それじゃなくて、こっちで遊ぼう」とか「時間ないから」と親の都合を押しつけ、さえぎってしまうと、子どもは意欲を失ってしまいます。せっかく好奇心が芽生え、ことばがはぐくまれつつあるのにとても残念なことです。

興味をいだいて子どもが発した声やことばの先にこそ、ことばの発達があることを忘れないでください。子どもの声に、しっかり耳を傾け、楽しい会話につなげましょう。

タイミングを見逃さない

子どもがなにかに興味を示したら、ことばを育てる絶好のチャンスです。発することばに耳を傾け、ことばの世界を広げましょう。

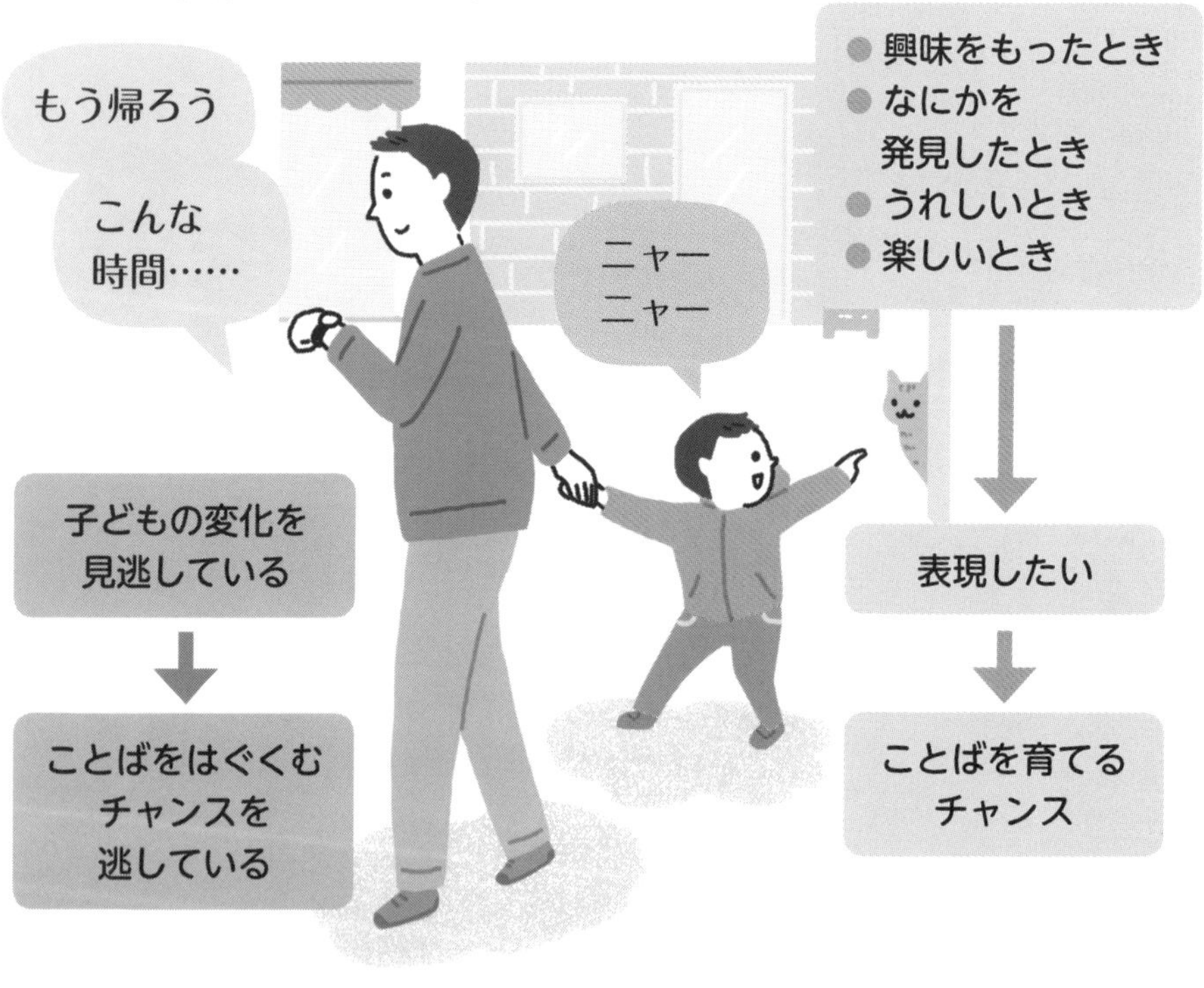

もう帰ろう
こんな時間……
ニャーニャー
興味をもったとき
なにかを発見したとき
うれしいとき
楽しいとき
表現したい
ことばを育てるチャンス
子どもの変化を見逃している
ことばをはぐくむチャンスを逃している

外遊びは発見の宝庫

草木や昆虫、鳥など、自然のなかには子どもの興味を引くものがたくさんあります。新しい発見をいっしょに探しましょう。

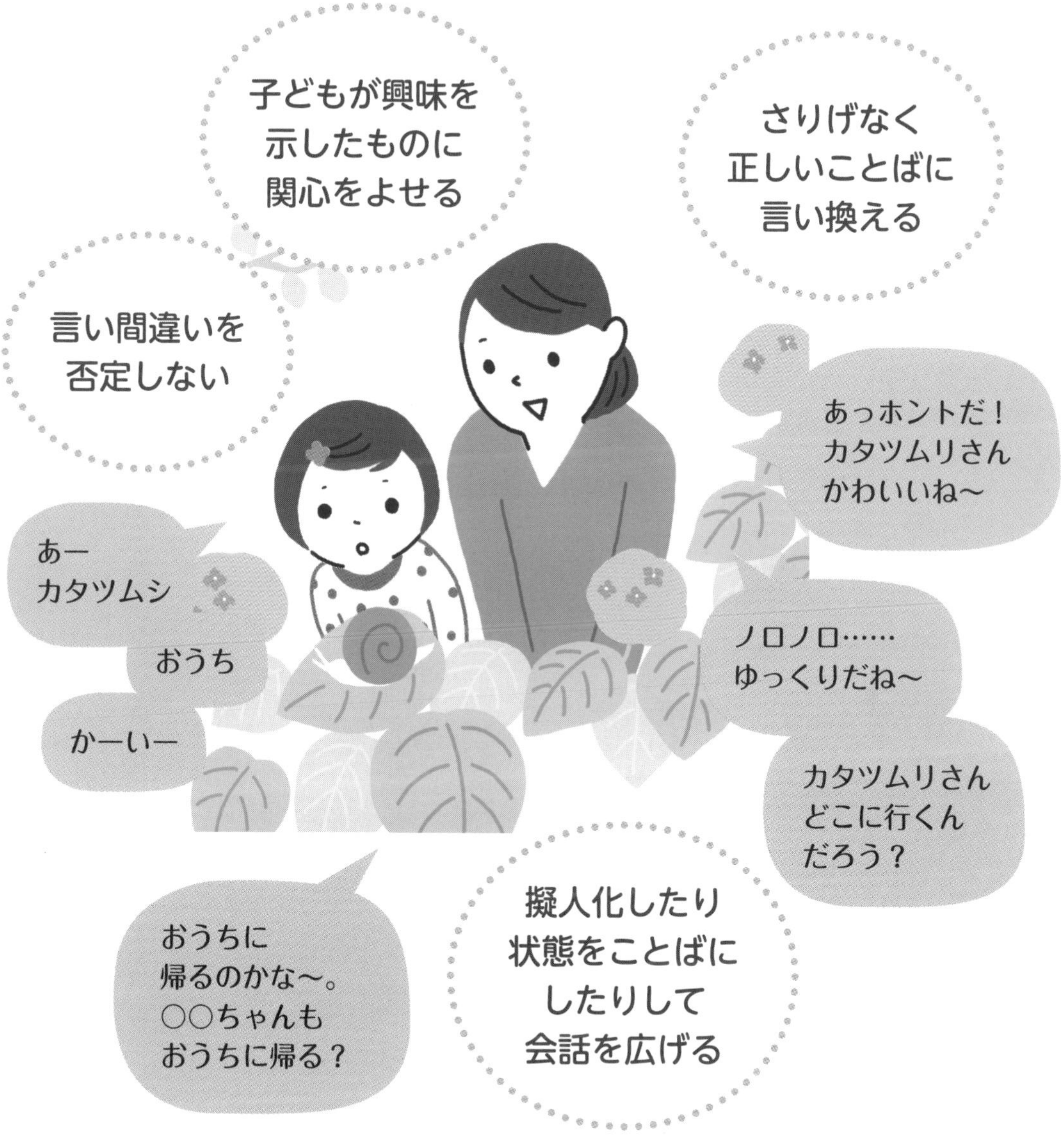
子どもが興味を示したものに関心をよせる
さりげなく正しいことばに言い換える
言い間違いを否定しない
あっホントだ！カタツムリさんかわいいね～
あー カタツムシ
おうち
かーいー
ノロノロ……ゆっくりだね～
カタツムリさんどこに行くんだろう？
おうちに帰るのかな～。○○ちゃんもおうちに帰る？
擬人化したり状態をことばにしたりして会話を広げる

短いことば＋笑顔で話そう

親が積極的に声かけをしたほうがいいとわかっていても、具体的な方法がわからない人もいるでしょう。ポイントは、子どもがわかりやすいことばを、笑顔で語りかけることです。

子どもの主体性へ働きかける声かけを

声かけの内容が指示や命令ばかりでは、子どもは楽しくありません。ですから、声をかけるときは、表現のしかたに注意が必要です。

たとえば、「くつをはきなさい」という命令は、「おくつはけるかな？」などと自分からやってみたいと思わせる声かけがとても重要です。

子どもの気持ちがわかりにくいときは、「○○したいの？」「これであってる？」と子どもに確認してみましょう。

子どもの主体性を尊重して、わかりやすくていねいな声かけをおこなうことで、子どものことばはしだいに育っていくのです。

こんなときどうするの？

Q 活発な動きをことばで注意しても制止できません

A 強いことばは恐怖心を与えるので、逆効果です

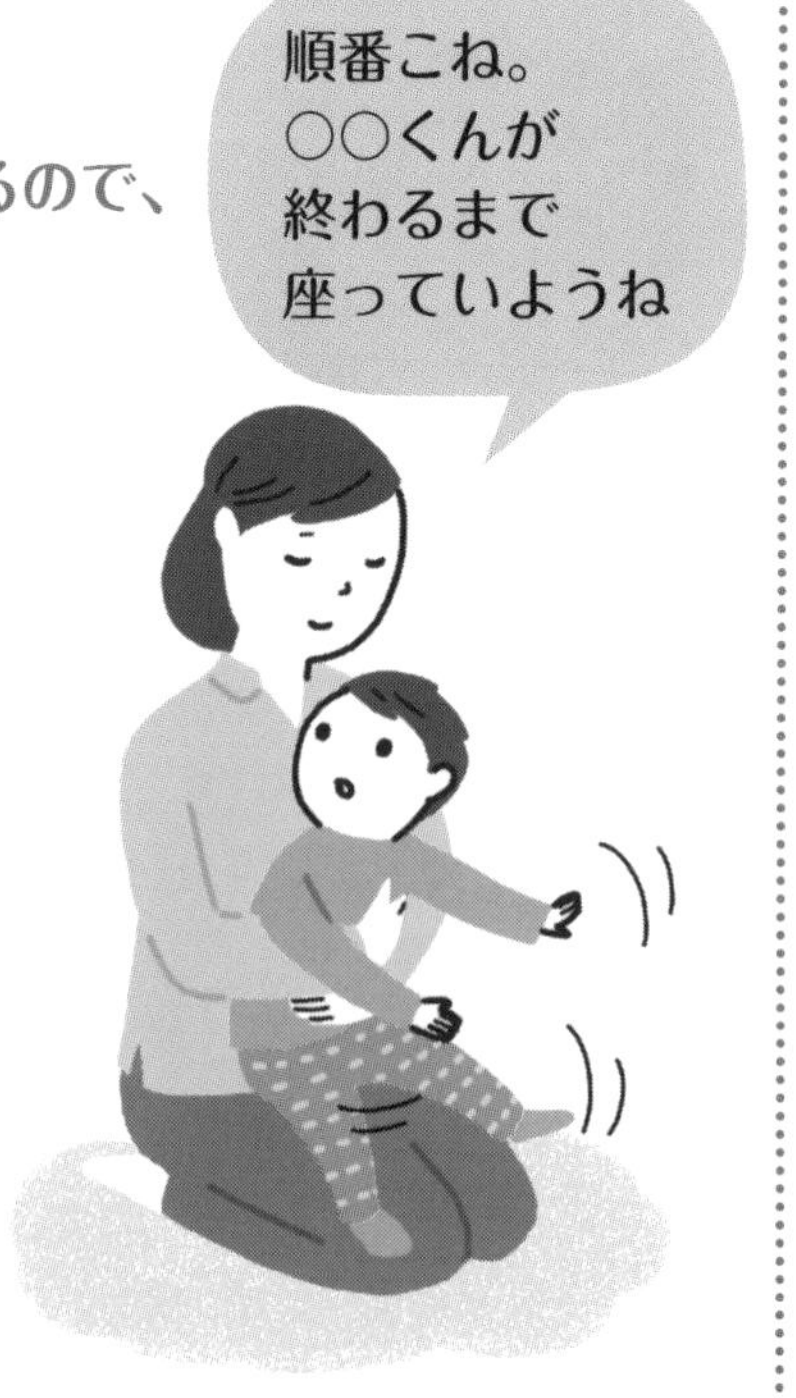
順番こね。
○○くんが
終わるまで
座っていようね

そもそも子どもは活動的で、じっとしていられないものです。

とはいえ、危険をさけるには動きをとめなければならないこともあるでしょう。ただし、語気が強すぎると、子どもには恐怖心しか残りません。これでは逆効果です。

けがや事故の危険があるときは例外ですが、ふだんは伝え方に注意します。暴れて動きを制止できないときはギュッと抱きしめて、動きをとめ、注意すべきことを落ちついた声で、わかりやすく伝えるようにしましょう。

● 子どもの目線に合った声かけ ●

子どもにも理解できる単語やことばを選びましょう。また、子どもに「気づき」や「選択」をさせる声かけは、子どもの意欲を高めます。

笑顔と
やさしいトーンを
心がける

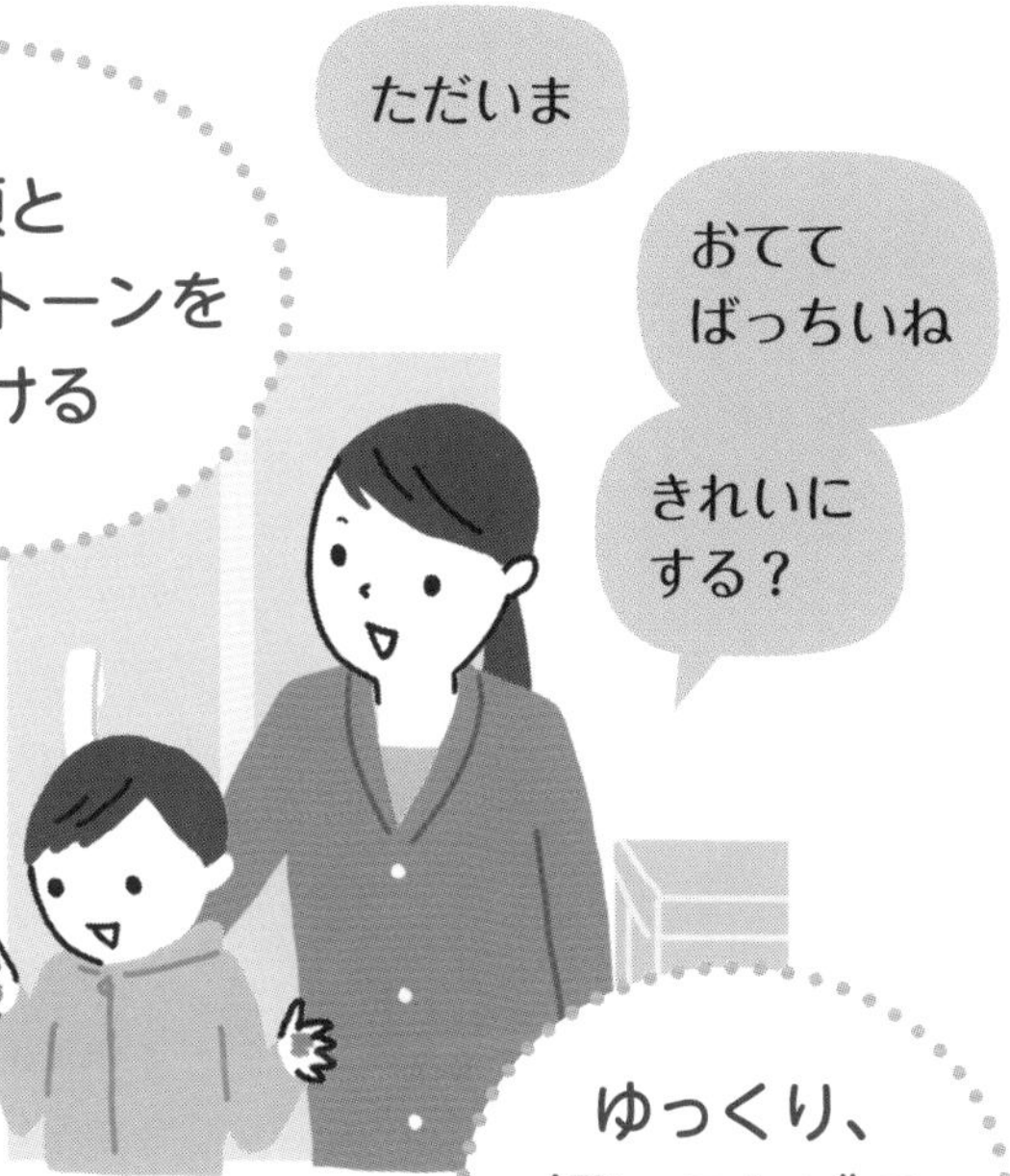
ただいま
おてて
ばっちいね
きれいに
する？

注意する前に
「気づき」の
声かけをする

ゆっくり、
短いことばで
声をかける

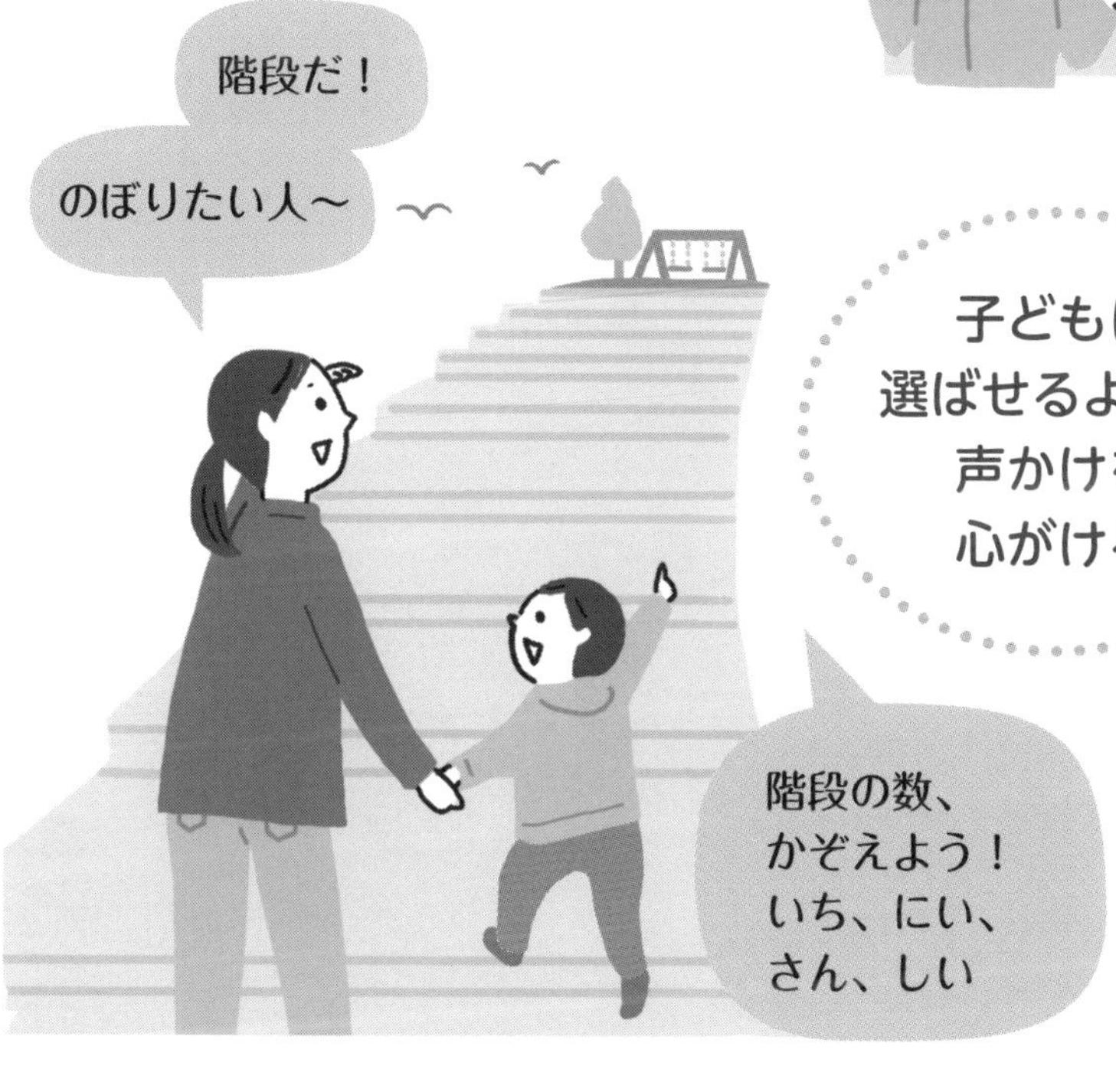
階段だ！
のぼりたい人～
階段の数、
かぞえよう！
いち、にい、
さん、しい

子どもに
選ばせるような
声かけを
心がける

おもしろさや
チャレンジ心を
くすぐる

生活のなかでスキンシップを増やそう

ことばの発達には、愛着形成が重要な役割をになっています。愛着、つまり子どもとの間に特別な絆を築くには、スキンシップが欠かせません。

ことばにつながる多くの効果がある

スキンシップの効果は、愛着形成(→P18)だけにとどまりません。肌がふれあうことで触覚などの体性感覚(→P62)が刺激され、脳の発達をうながし、その刺激がことばの発達にもつながるのです。

特別な時間をつくる必要はありません。生活のなかで少し意識するだけで、スキンシップの機会を増やすことができます。

たとえば、子どもが近づいてきたときがチャンスです。手をつないだり、抱っこしたりするだけでなく、「これやってみる?」「いっしょに○○してくれる?」とお手伝いに誘い、いっしょに作業する機会を増やすのもおすすめです。

● お手伝いの機会を増やす ●

子どもに手伝わせると時間ばかりかかる、と思うかもしれません。しかし、それも考え方しだいです。子どもとのスキンシップの時間と思って楽しみましょう。

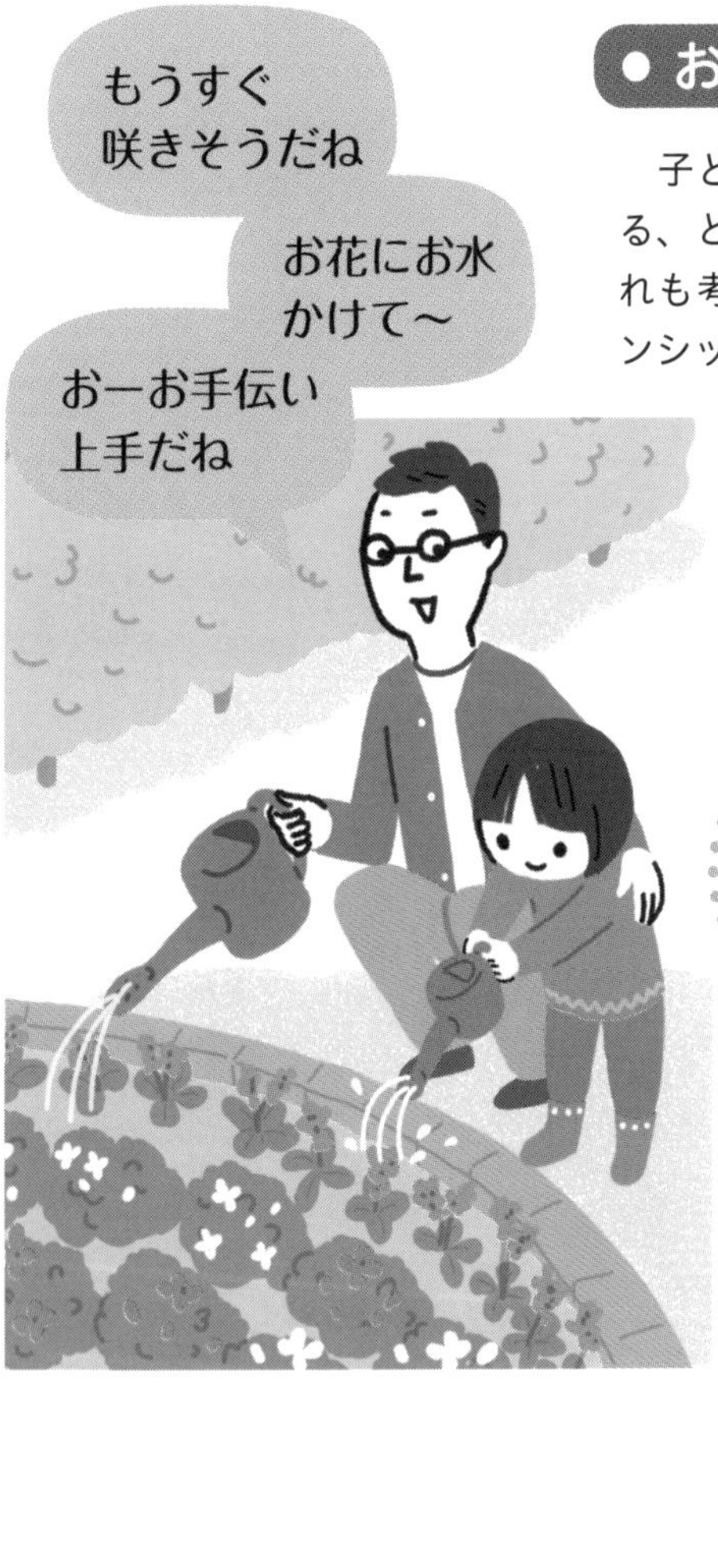
もうすぐ咲きそうだね
お花にお水かけて〜
おーお手伝い上手だね

できなくてもほめる

興味をもったことはやらせる

ことばといっしょにスキンシップを

家事に興味をもったら

料理やそうじは、手指をよく使うのでおすすめです。刃物や火の扱いはさけ、簡単な下ごしらえなどをいっしょにやりましょう。

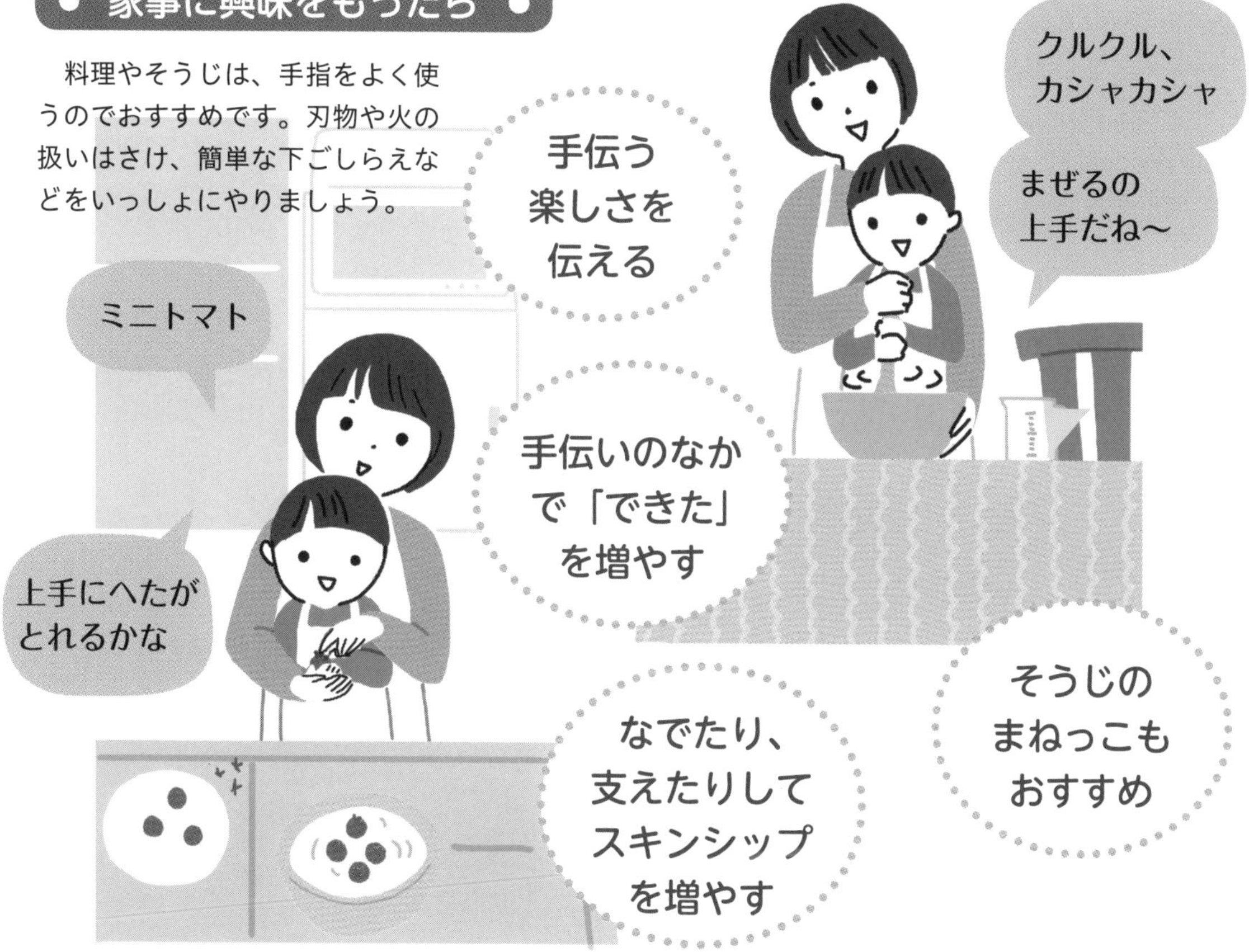
手伝う楽しさを伝える
クルクル、カシャカシャ
まぜるの上手だね～
ミニトマト
手伝いのなかで「できた」を増やす
上手にへたがとれるかな
そうじのまねっこもおすすめ
なでたり、支えたりしてスキンシップを増やす

こんなときどうするの？

Q 子どもの興味が次々にうつり、ひとつのことに集中できません

A 自由にさせつつ、上手にかかわりましょう

子どもは集中力がまだとぼしく、関心がうつりやすいので、そういうものだと割り切りましょう。無理強いは逆効果です。

気を引きたいときは、子どもが興味をもったことをいっしょにやってみるとよいでしょう。

ただ、興味が長続きしないこともしばしばです。そんなときは子どもの自由にさせてあげましょう。逆に、親自身が楽しそうにしていると、子どものほうから興味をもって近づいてくるものです。

子育ては教科書通りにはいかないものです。あまり思いつめず、子どもの笑顔を優先しながら、たとえ短い時間であっても、ふれあいの時間をもつことが大切です。

心地よい刺激で心とことばを育てよう

読み聞かせは、たくさんのことばにふれ、感情を育てるとてもよい機会です。おもしろい、楽しい、うれしいという感情は、子どもの意欲を高め、脳の発達をうながしてくれます。

たくさんのことばにふれられる

絵本のなかでいろいろな登場人物に出会い、たくさんのことばにふれることができます。物語の展開に引きつけられ、感情移入できるのも魅力です。

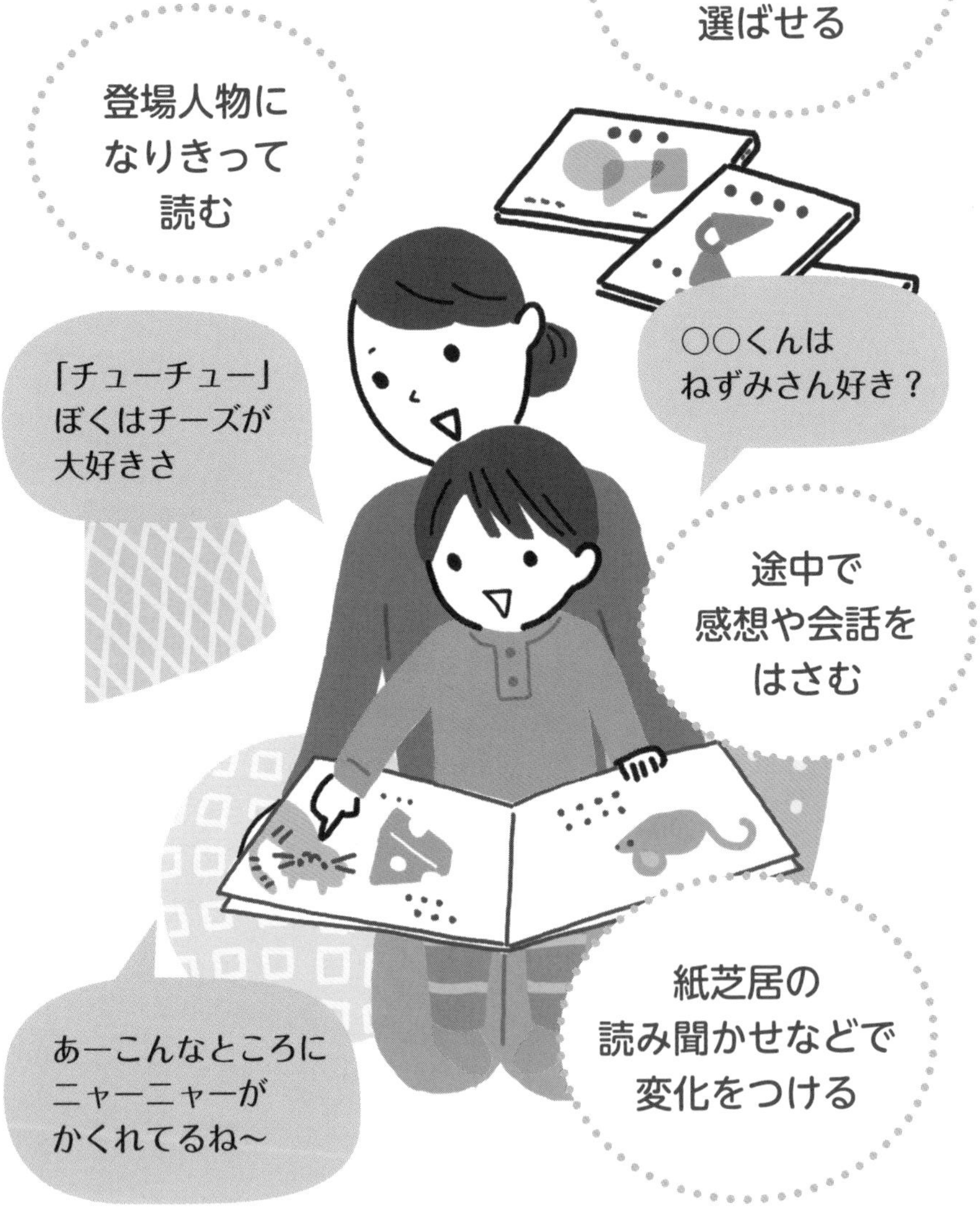

読みたい絵本を子どもに選ばせる
登場人物になりきって読む
○○くんはねずみさん好き？
「チューチュー」ぼくはチーズが大好きさ
途中で感想や会話をはさむ
紙芝居の読み聞かせなどで変化をつける
あーこんなところにニャーニャーがかくれてるね～

子どもが望むなら何度でも読む

子どもが絵本を持ってきたら、ことばを育てるチャンスです。同じ絵本でもかまいません。子どもが好きな絵本なら、何度でも読み聞かせてあげましょう。

新しい本のほうがよいのでは、と考えがちですが、子どもがみずから選ぶ本は、その子にとって好ましい刺激となっているのです。

リズムよく物語へと誘う

読み聞かせるときは、一本調子にならないようにキャラクターになりきって、抑揚をつけたり声色を変えたりして演出しましょう。

また、登場する動物の鳴き声をまねしてみたり、身ぶり手ぶりで動作をつけたりすると、子どもは強く興味を引かれます。こうした楽しい刺激がことばを引き出すきっかけになります。

こんなときどうするの？

Q 遊びに夢中で、本を読んでもちっとも聞いてくれません

A 読み聞かせは寝る前にするとよいでしょう

読み聞かせは無理強いするものではありません。別の遊びに夢中になっているのなら、そのときはいっしょに遊んだり、スキンシップを心がけたりしましょう。

読み聞かせは、就寝前の習慣にするとよいかもしれません。

昼間にたくさん体を動かして遊ばせると、夜は自然に眠たくなるものです。就寝するころには心も落ちつき、耳を傾けてくれるかもしれません。読んでいる途中で眠ってしまってもかまいません。就寝前の習慣にすると、自然に生活のリズムも整います。

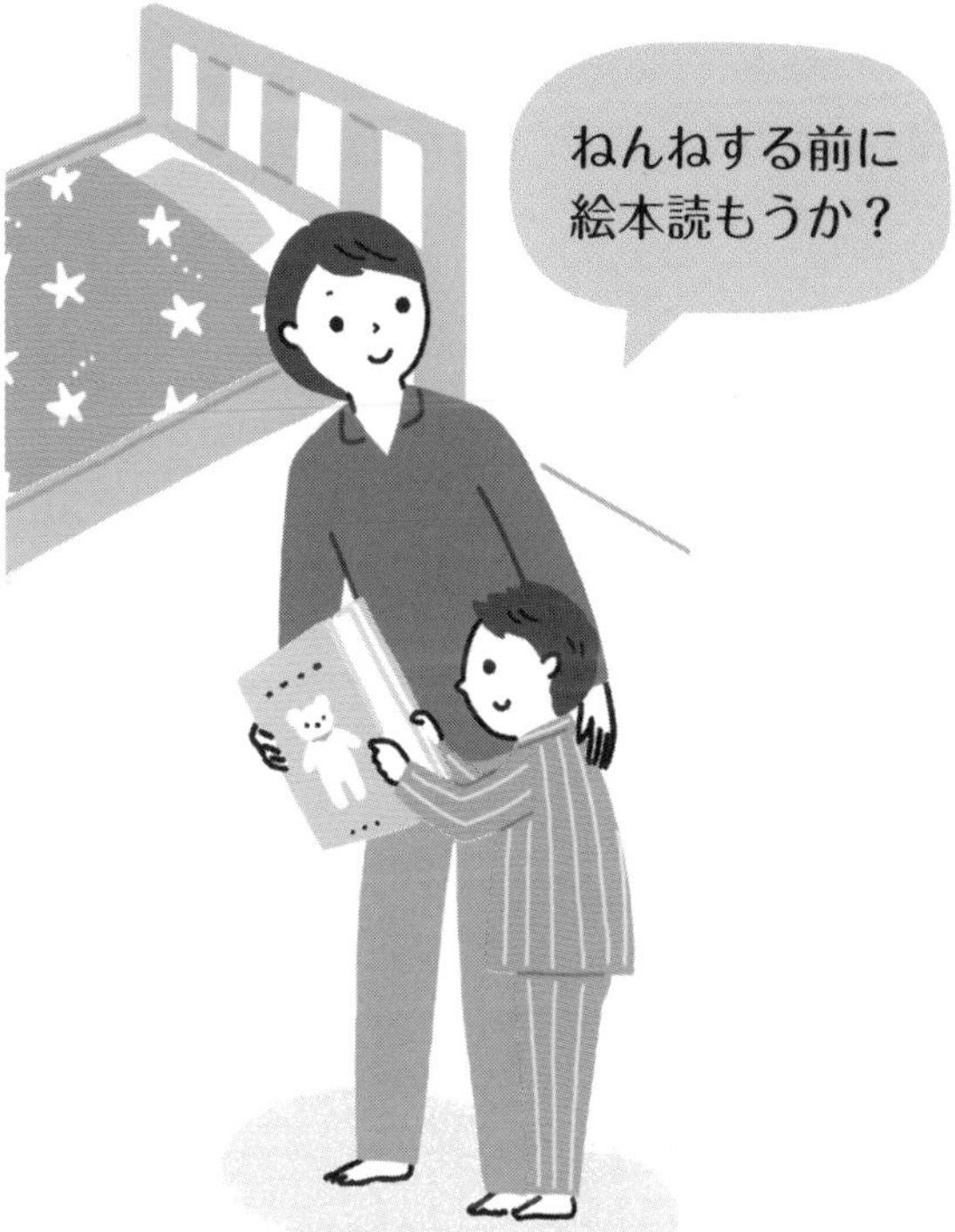
ねんねする前に
絵本読もうか？

親子で楽しむツールとして活用しよう

家事をさっさとかたづけたいときなど、子どもにテレビをみせることはよくあります。それ自体は悪いことではありませんが、長時間テレビにくぎづけというのは問題です。

テレビに子守りをさせない

家事などで忙しい時間帯には、子どもにテレビをみせているという家庭も多いでしょう。幼児番組は子どもの興味を引くので、正直助かっているというのもよくわかります。

ただ、テレビに頼りすぎる、テレビに子守りをさせることで、情緒やコミュニケーションの発達に影響するおそれがあります。

大切なのは、テレビの活用法です。毎日長時間テレビをみせるのはよくありません。また、子どもは自分でルールを決められません。親がしっかりコントロールし、基本的には親子で楽しむツールとして活用するようにしましょう。

● 長時間の視聴による影響 ●

刺激の強い映像や、一方的に流れる映像を長時間視聴していると、ことばの遅れをはじめ、さまざまな発達に影響が現れると考えられています。

影響
視聴だけでは実際の感覚が育たない
▶情緒が育ちにくい

影響
情報が一方的で応答環境がつくれない
▶無反応、表情がなくなる、コミュニケーションが育たない

影響
刺激が強すぎる
▶強烈な映像が悪い刺激として残る

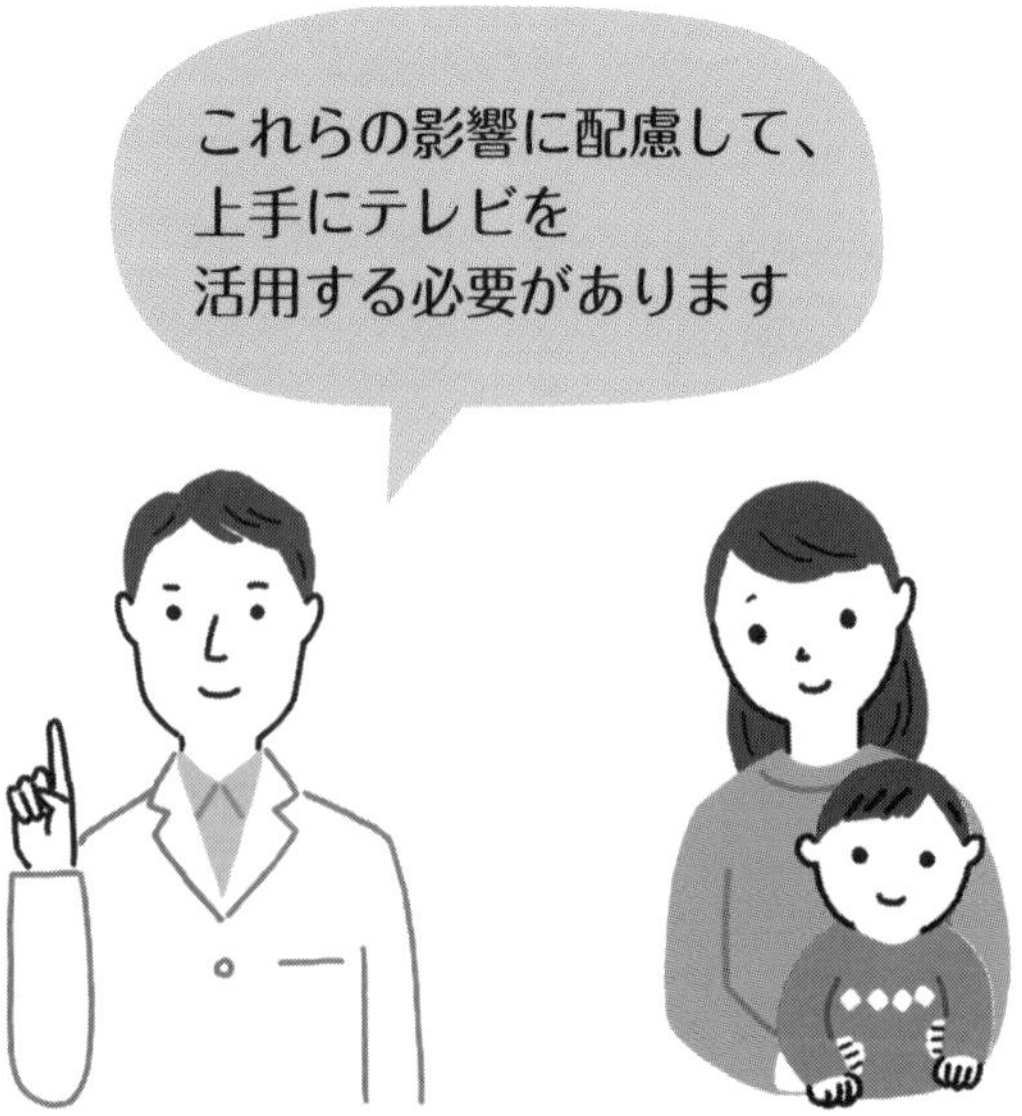
これらの影響に配慮して、上手にテレビを活用する必要があります

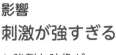

ルールを決めてみせる

テレビをみせる前に、ルールを教える必要があります。視聴前に、「この番組をみたらおやつにしよう」など、ルールを守らせる声かけも必要です。

ルール 1

刺激の強いものはみせない

暴力や被災映像など、刺激が強いものはみせない。大音響のものや光が点滅するような映像もさける

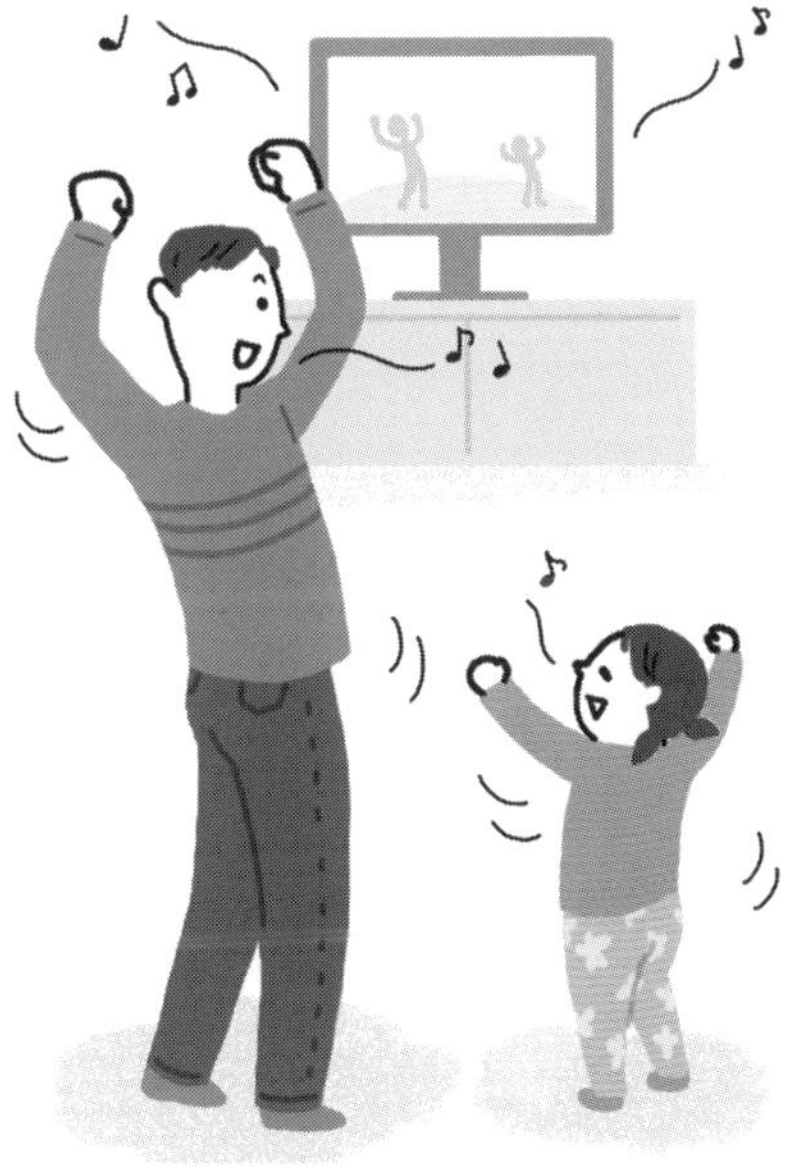

ルール 2

リモコンは子どもに持たせない

子どもに勝手にリモコン操作をさせないようにする。リモコンに執着する場合は、電池を抜いておくとよい

ルール 3

番組を決めてからテレビをつける

漫然とテレビをみせないようにする。「○○をいっしょにみようか」と声をかけ、番組を決めてからテレビをつける

ルール 4

つけっぱなしにしない

長時間、テレビをつけっぱなしにしないようにする。ON・OFF をしっかり切り替え、番組が終わったらすぐに切る習慣をつける

ルール 5

歌や踊りを楽しめるものがよい

体を動かしたり、うたったりできる番組は、感覚を刺激してことばの発達をうながす。親子で楽しむ時間として活用するとよい

ルール 6

できるだけいっしょにみる

テレビをみながら感想を言いあったり、声をかけたりするとよい。できるだけ親もいっしょにみるようにする

COLUMN

スマホ依存が親子の絆に亀裂をもたらす

気軽に与えるには早すぎる

スマートフォン（スマホ）やタブレット端末は、子育て中の親には非常に便利な道具です。そのため、ちょっとおとなしくしてほしいとき、ひとりですごしてほしいときに、気軽にスマホを渡す、ということがよくみうけられます。

スマホは指先のタッチで操作できるため、子どもはあっという間にマスターして上手に遊びます。

しかし、スマホから送られる視覚情報はあまりにも情報量や刺激が多すぎます。子どもの脳はとても繊細で、強い刺激に弱いのです。

親自身の使い方から考え直してみよう

スマホに夢中で、子どもの問いかけに生半可な返事をしていませんか？　それでは親子の絆を築くことはできません。同じ場所にいてもスマホに気をとられ、心がよそを向いているようでは、別世界にいるも同然です。

ことばをはぐくむには、子どもと共感しあい、スキンシップを重ね、わかりあうことが大切です。「子どもに与えない」だけでなく、親自身ももう一度スマホの使い方を見直してみましょう。

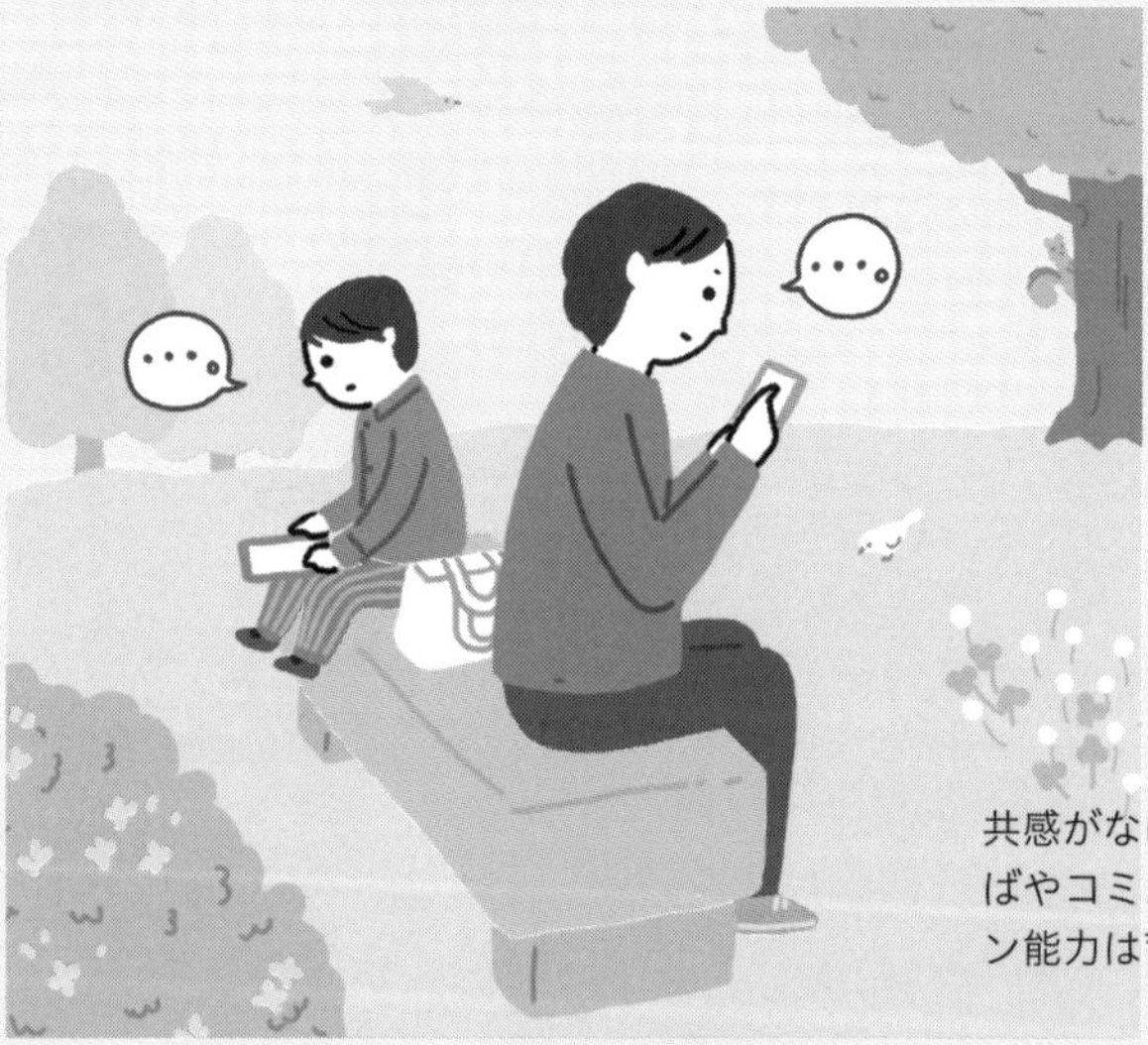

共感がなければ、ことばやコミュニケーション能力は育たない

3

感覚遊びを発語につなげよう

ことばを育てるには、

体のさまざまな機能の発達が必要です。

遊びを通じ、楽しみながら五感や体性感覚など、

さまざまな感覚を刺激しましょう。

脳の発達がうながされ、

やがてことばにつながります。

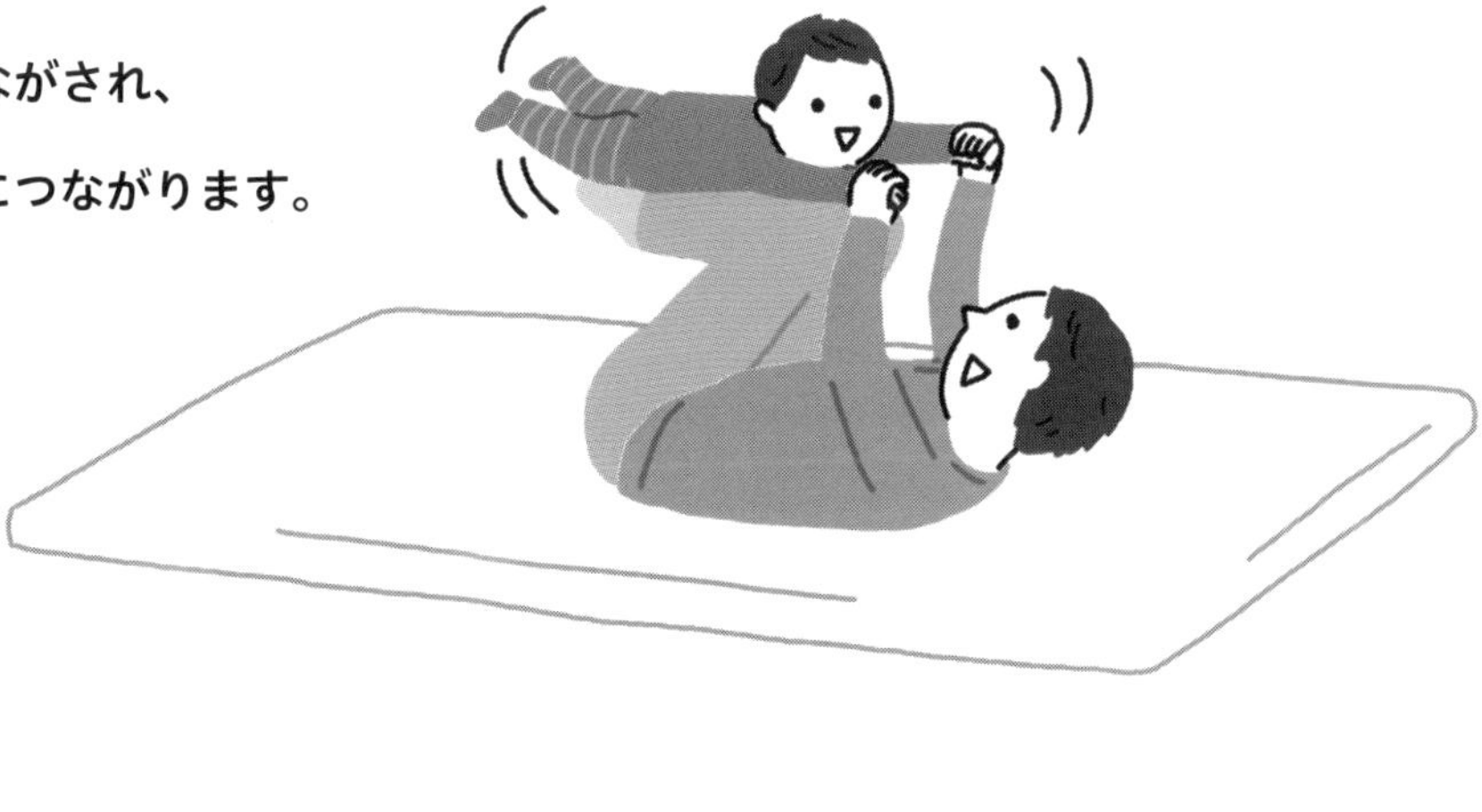

感覚や運動機能とともにことばも育つ

ことばを話す能力は、じつはとても複雑で、さまざまな感覚や体の機能が関係しあっています。そのため、ことばだけにとらわれず、感覚や運動機能の発達をうながしていくことも必要です。

ことばのインプットだけでは発語につながらない

ことばを話せるようになるには、単語を教えたり発音させたりするだけでは不十分です。

そもそもことばを話す能力は、脳の働きのなかでもとても高次元な機能で、ことばだけ覚えれば話せるようになるというものではありません。

聴覚や視覚などの五感をはじめ、体性感覚といったさまざまな感覚が育つことによってことばの発達がうながされるのです。

遊びのなかでいろいろな感覚を育てよう

五感や体性感覚などの感覚を刺激すると脳の発達がうながされ、

五感＋αの感覚

ことばの発達には、五感や体性感覚などもかかわっています。体性感覚とは、皮膚や筋肉、関節などに関連する感覚のことです。

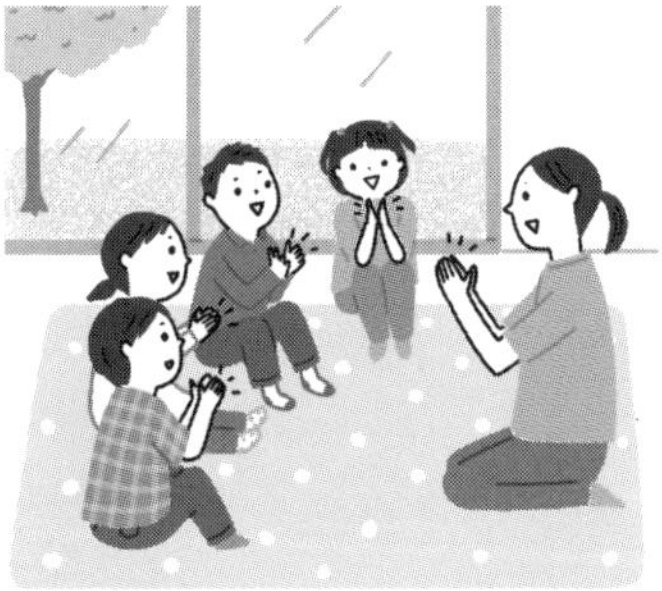

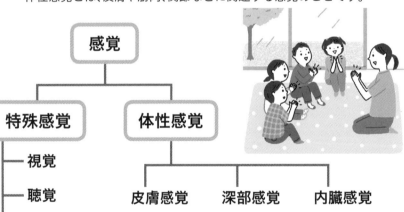

感覚

- **特殊感覚**
  - **視覚**
  - **聴覚**
  - **前庭覚**
    体の傾き、スピード、回転などを感じる働き
  - **味覚**
  - **嗅覚**
- **体性感覚**
  - **皮膚感覚**
    触覚や圧覚、痛覚、温覚や冷覚といった温度覚、痒覚など
  - **深部感覚**
    関節の位置や動きを感じる関節覚、振動覚、筋肉や腱、関節、骨膜などの痛みを感じる深部痛覚
  - **内臓感覚**
    空腹やのどの渇き、尿意などの臓器感覚、内臓痛覚など

それがやがてことばをはぐくみ、話すことにつながります。体を使った遊びは一見ことばの習得とは無関係に思えるかもしれませんが、こうした刺激の数々がいろいろな感覚どうしの連携をスムーズにし、やがて発語につながるのです。

感覚を育てるには、手指や口、全身を動かす遊びが効果的です。なにより、スキンシップをしながら、子どもが心から楽しみ、笑顔で遊ぶことが大切です。

ことばの発達と感覚のかかわり

ことばを話す「言語機能」には、運動企画や視知覚が互いに影響しあっています。そして、これらの働きには聴覚や視覚、前庭覚、皮膚感覚、深部感覚などのさまざまな感覚が連携しあっています。

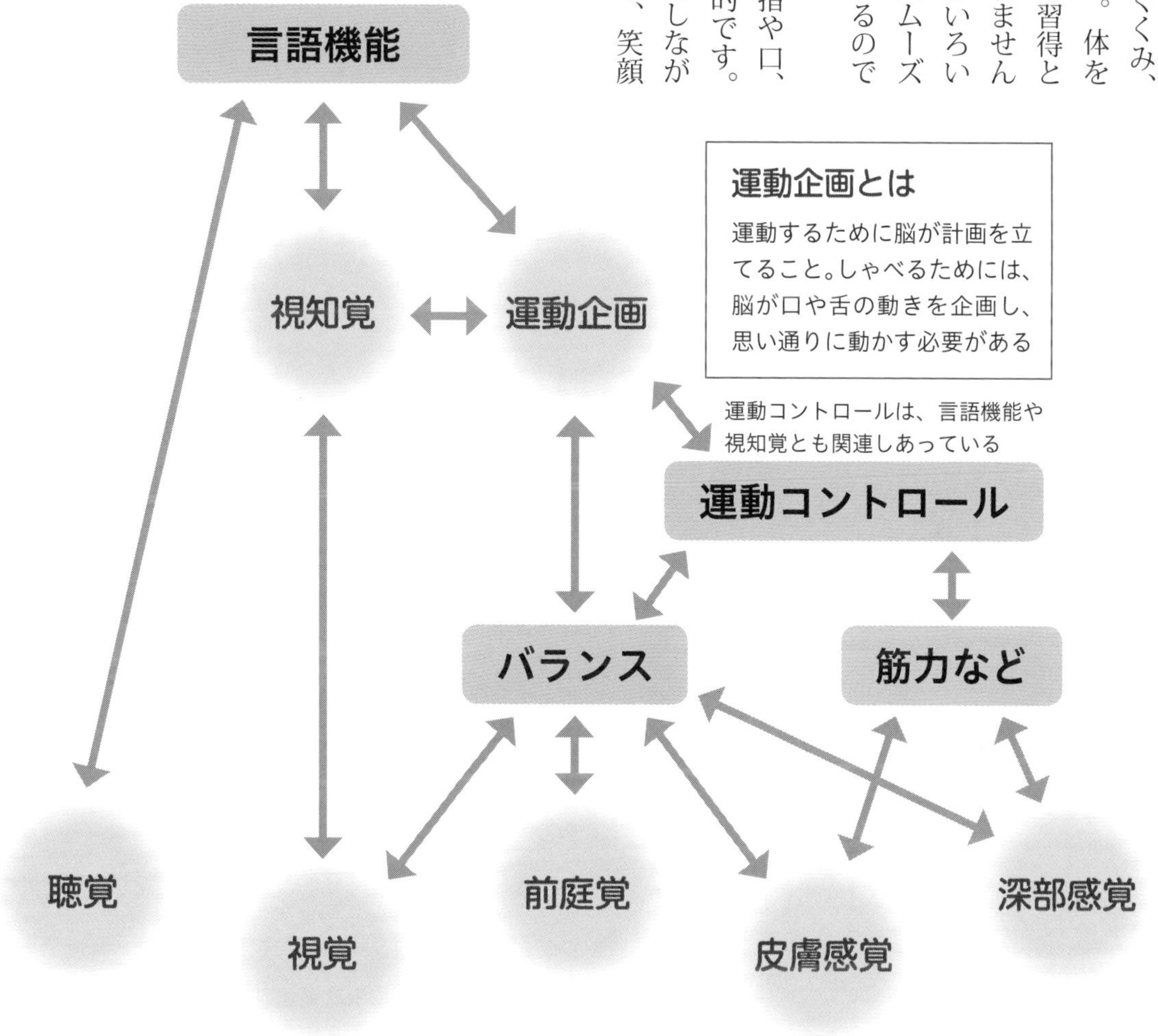

言語機能
視知覚
運動企画
運動企画とは
運動するために脳が計画を立てること。しゃべるためには、脳が口や舌の動きを企画し、思い通りに動かす必要がある
運動コントロールは、言語機能や視知覚とも関連しあっている
運動コントロール
バランス
筋力など
聴覚
視覚
前庭覚
皮膚感覚
深部感覚

『発達が気になる子の脳と体をそだてる感覚あそび』
鴨下賢一編著、池田千紗・小玉武志・高橋知義著（合同出版）より一部改変

ふれることでことばの世界が広がる

手には、さまざまな感覚がつまっています。「手は突き出た脳」ということばがあるように、手指を使うことは脳の働きを高め、さらにはことばの発達にも深く関係しているのです。

新鮮で楽しい感覚を探してみよう

手や指にはものを持ったりつかんだり、さわったりする役割だけでなく、その感触を脳に伝える働きもあります。手でふれてみて、ざらざらしているとかヌルヌルしている、あるいは熱い、冷たいといった皮膚感覚を通じて、さまざまな情報を脳に伝えています。

ことばを話すこととはあまり関係ないように思えますが、こうした触覚からのさまざまな刺激が脳に伝わり、その経験が積み重なってことばの発達をうながします。

小さな子どもには、はじめてふれるものがたくさんあります。遊びを通して楽しみながら、新しい感覚を体験させてあげましょう。

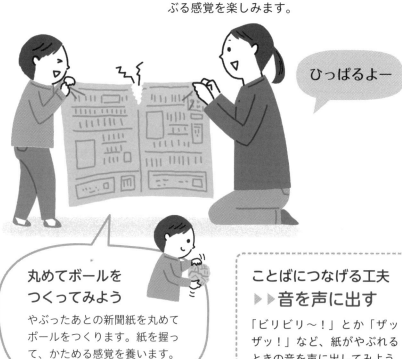

新聞紙ビリビリ遊び

新聞紙や包装紙、段ボールなどをやぶったり、ちぎったりします。ビリビリやぶる感覚を楽しみます。

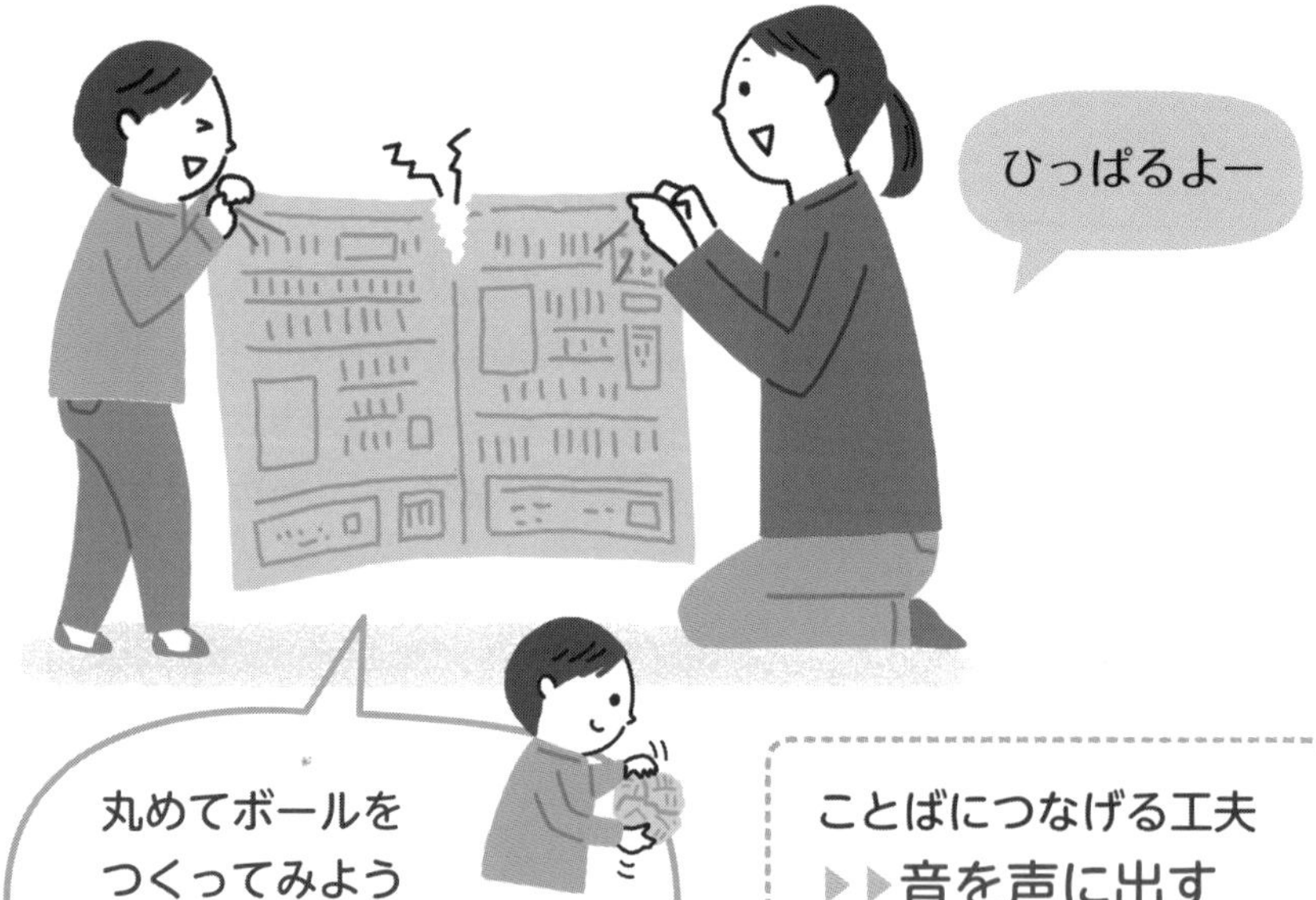

丸めてボールをつくってみよう

やぶったあとの新聞紙を丸めてボールをつくります。紙を握って、かためる感覚を養います。

ことばにつなげる工夫

▶▶音を声に出す

「ビリビリ～！」とか「ザッザッ！」など、紙がやぶれるときの音を声に出してみよう

ことばにつなげる工夫
▶▶がんばっている姿をほめる

結果よりもがんばっている過程をしっかりほめる。子どもの自己肯定感を高め、発語につなげよう

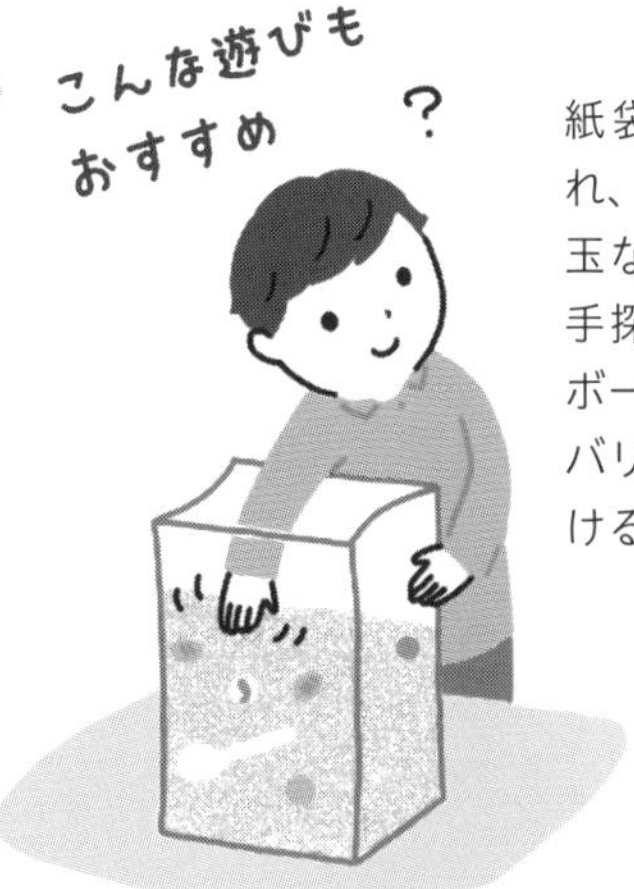
こんな遊びも
おすすめ？

紙袋などに砂を入れ、そのなかにビー玉などを隠し入れ、手探りで探します。ボールや積み木などバリエーションをつけると楽しめます。

＊子どもの誤飲に注意する。心配なときは、大きめのグッズを隠し入れるとよい

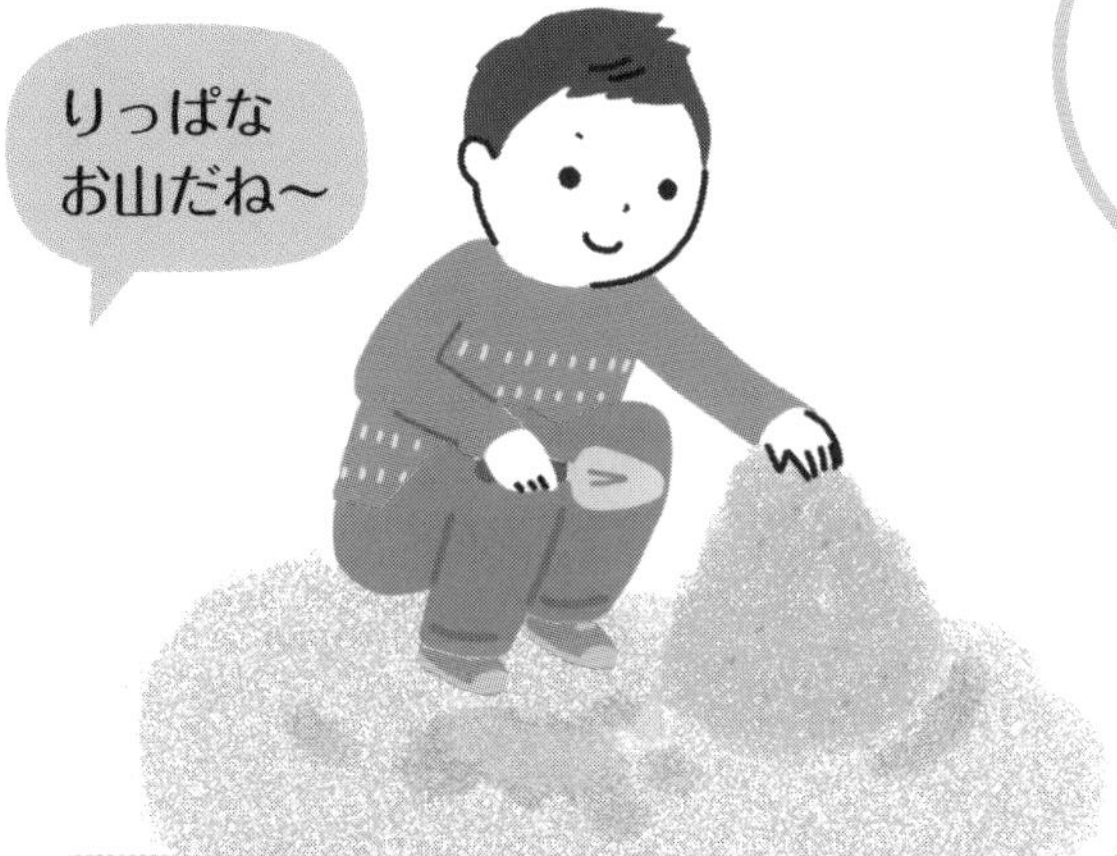
りっぱな
お山だね～

砂山づくり

素手またはスコップなどの道具を使いながら、砂山をつくります。水をかけて砂をかためたり、トンネルを掘ったりしてもよいでしょう。

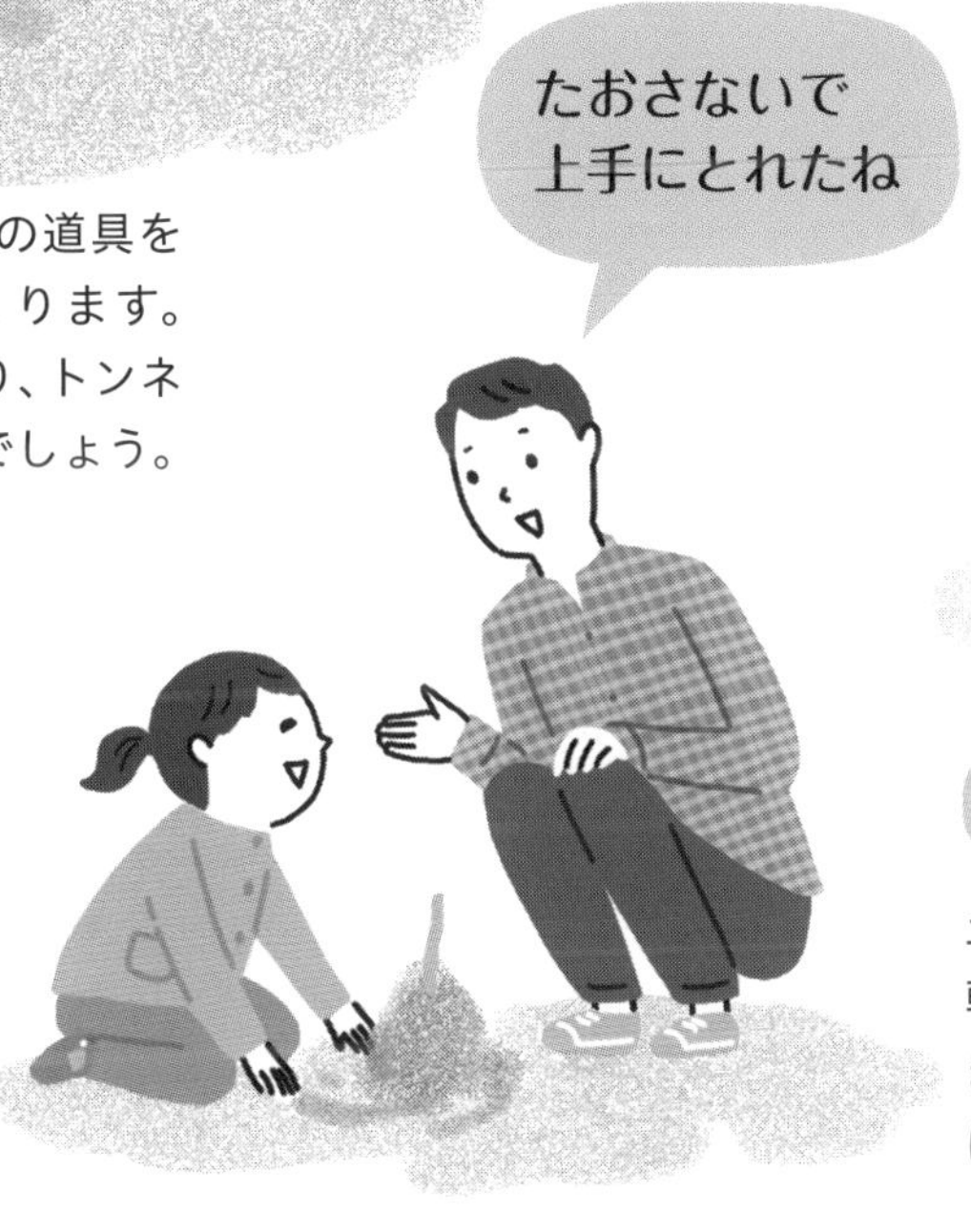
たおさないで
上手にとれたね

棒たおし

砂山の頂上に棒を刺し、砂を下から少しずつとり除いていきます。棒をたおさないように力を加減する必要があり、ゲーム感覚で楽しめます。

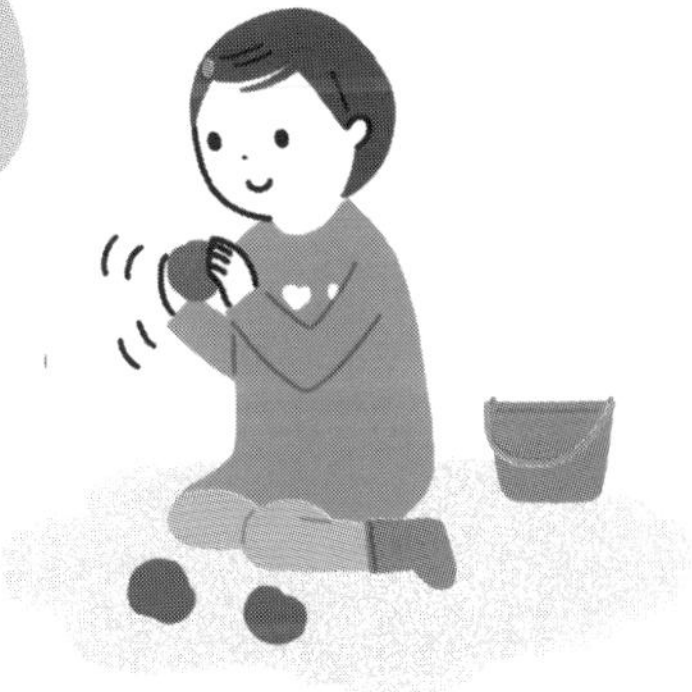

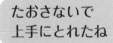

泥だんご

土に水を混ぜて、手のひらで転がしながらだんごをつくります。砂とは違う新しい感覚にふれることができます。

遊びのなかにもスキンシップをとり入れる

ことばの発達には、愛着形成が欠かせません。遊ぶときにも意識してスキンシップを心がけましょう。

ゆらゆらごっこ

座ったままでひざの上に子どもをのせ、いろいろなリズムで体をゆらしながら遊びます。船や電車に見立てるなどシチュエーションを変えて楽しみましょう。

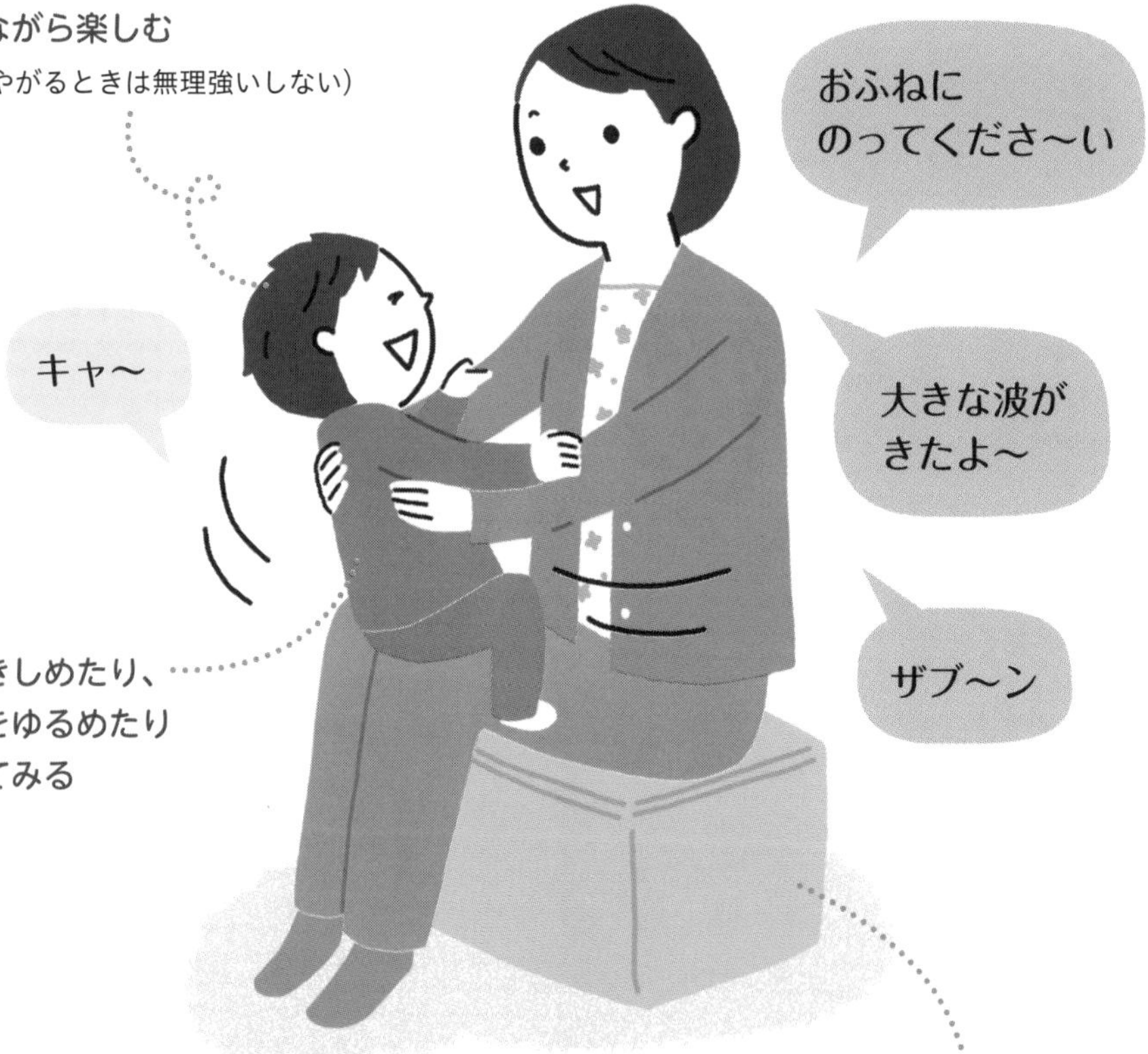

子どもの反応を
みながら楽しむ
（いやがるときは無理強いしない）
おふねに
のってくださ〜い
キャ〜
大きな波が
きたよ〜
ザブ〜ン
抱きしめたり、
手をゆるめたり
してみる
大きなゆれや
小刻みなゆれなど
バリエーションを
つける
（激しくゆさぶらない）

ことばにつなげる工夫

▶▶ゆれに合わせてかけ声を

「出発進行！」「ガタンゴトン！」などと、動作に合わせてかけ声をかけたり、歌をうたうのもおすすめ

お馬さん

親の背に子どもをのせ、ゆっくり移動します。子どもが落ちないように注意しながらスキンシップをとりましょう。

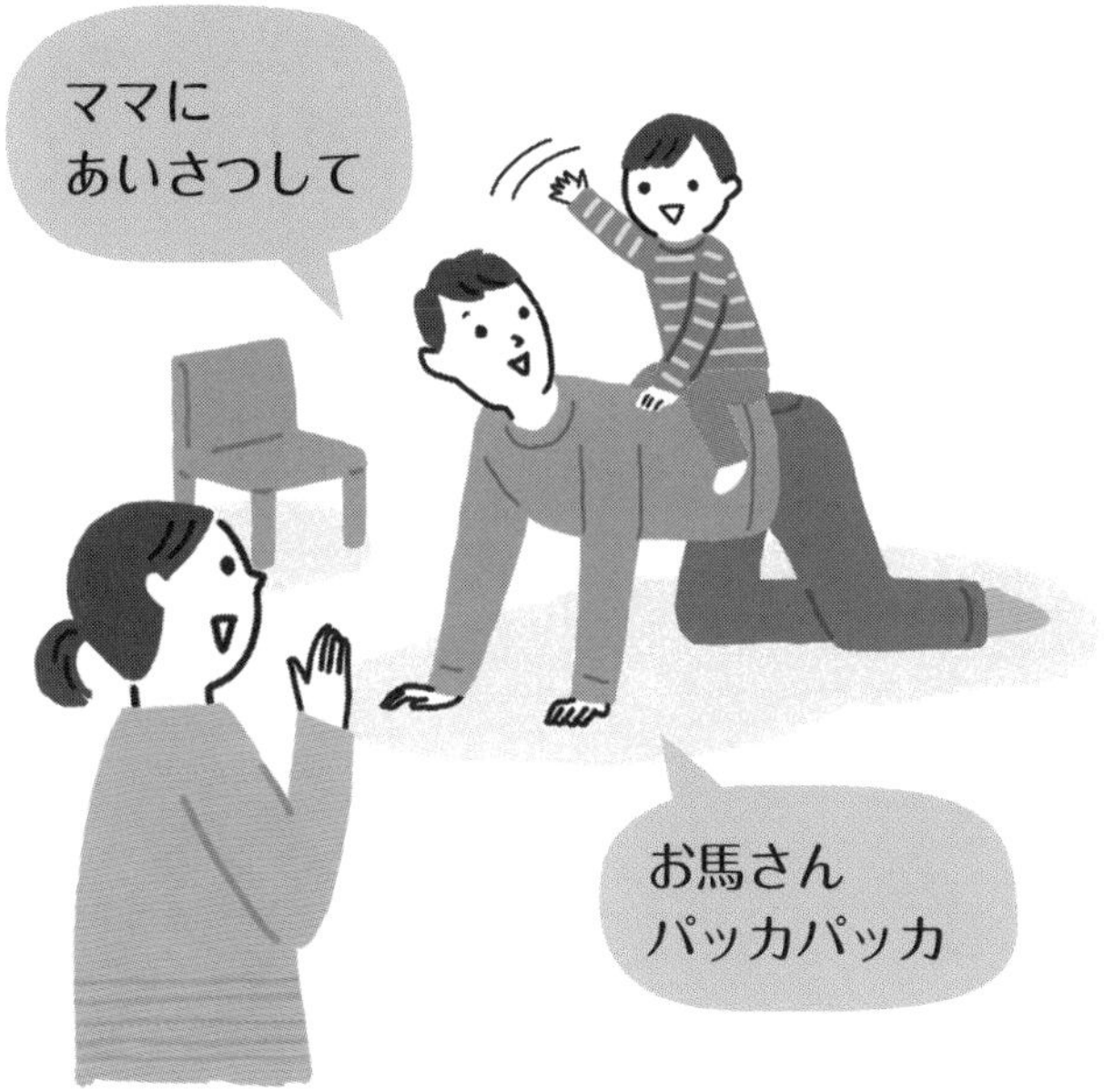
ママに
あいさつして
お馬さん
パッカパッカ

おしくらまんじゅう

背中を向け合い、押し合います。うたったり、かけ声をかけたりするとリズムにのって楽しく遊べます。

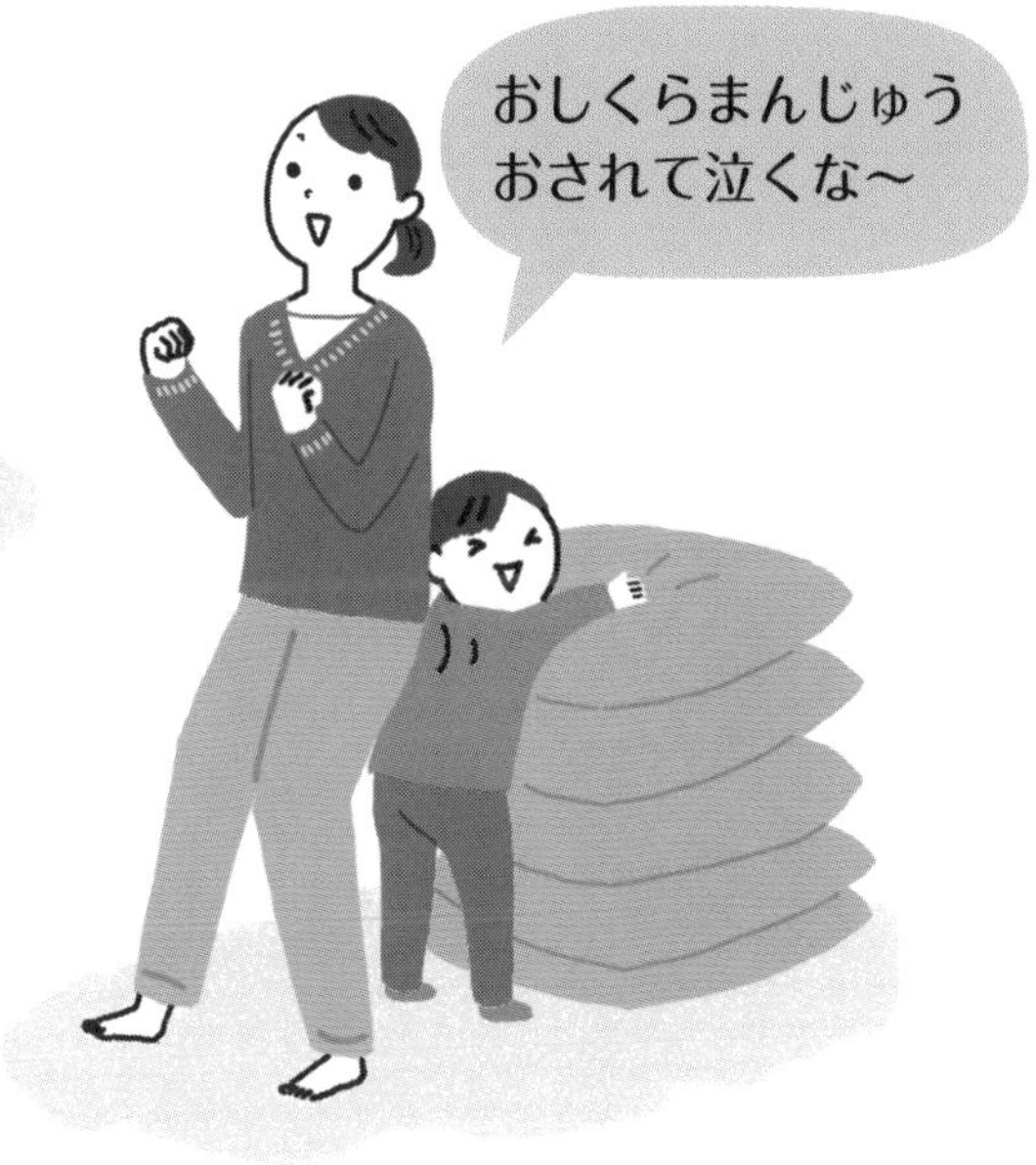
おしくらまんじゅう
おされて泣くな～

ことばにつなげる工夫

▶▶こちょこちょで笑いを広げる

笑い声や歓声は、「ことばの芽」です。育てることでことばへと発展します。こちょこちょ遊びなどで、喜ばせる工夫をしてみましょう。声を出すのが楽しいことだと感じられるようにします。

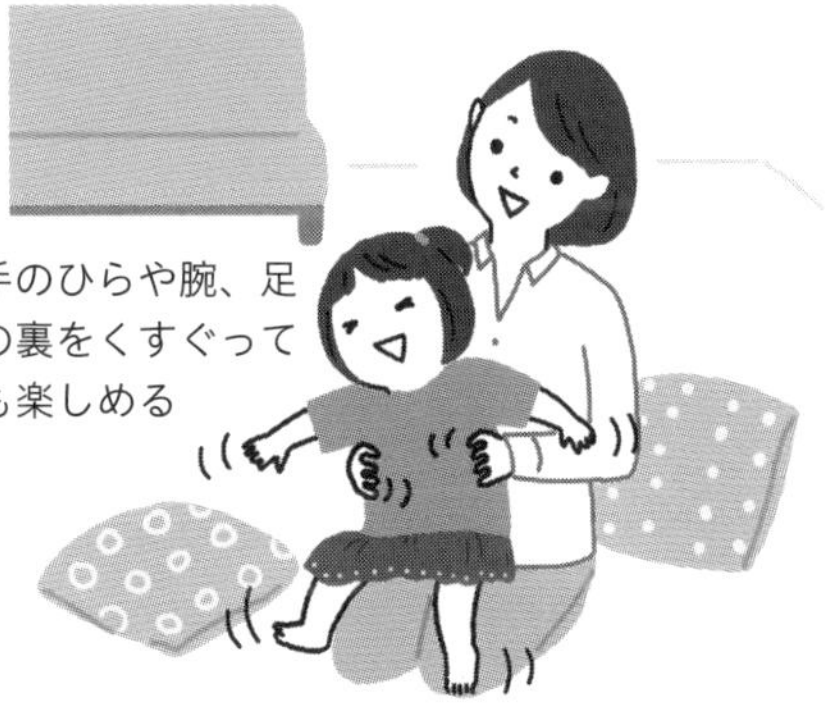
手のひらや腕、足の裏をくすぐっても楽しめる

吹きかけ遊びで口の感覚を養う

発声や発音ができるようになるには、息の吐き方や口の使い方がポイントになります。練習するには、ストローを使って遊ぶ方法などがおすすめです。

フーフーレース

紙のコマに息を吹きかけて動かします。早くゴールできたほうが勝ちです。遊びながら息の強さの調節、口の使い方が習得できます。

息の吐く量を
調整しながらコマを進め、
ゴールを目指す

紙を２つ折りにして
コマをつくる。
似顔絵などを描くと
さらに楽しめる

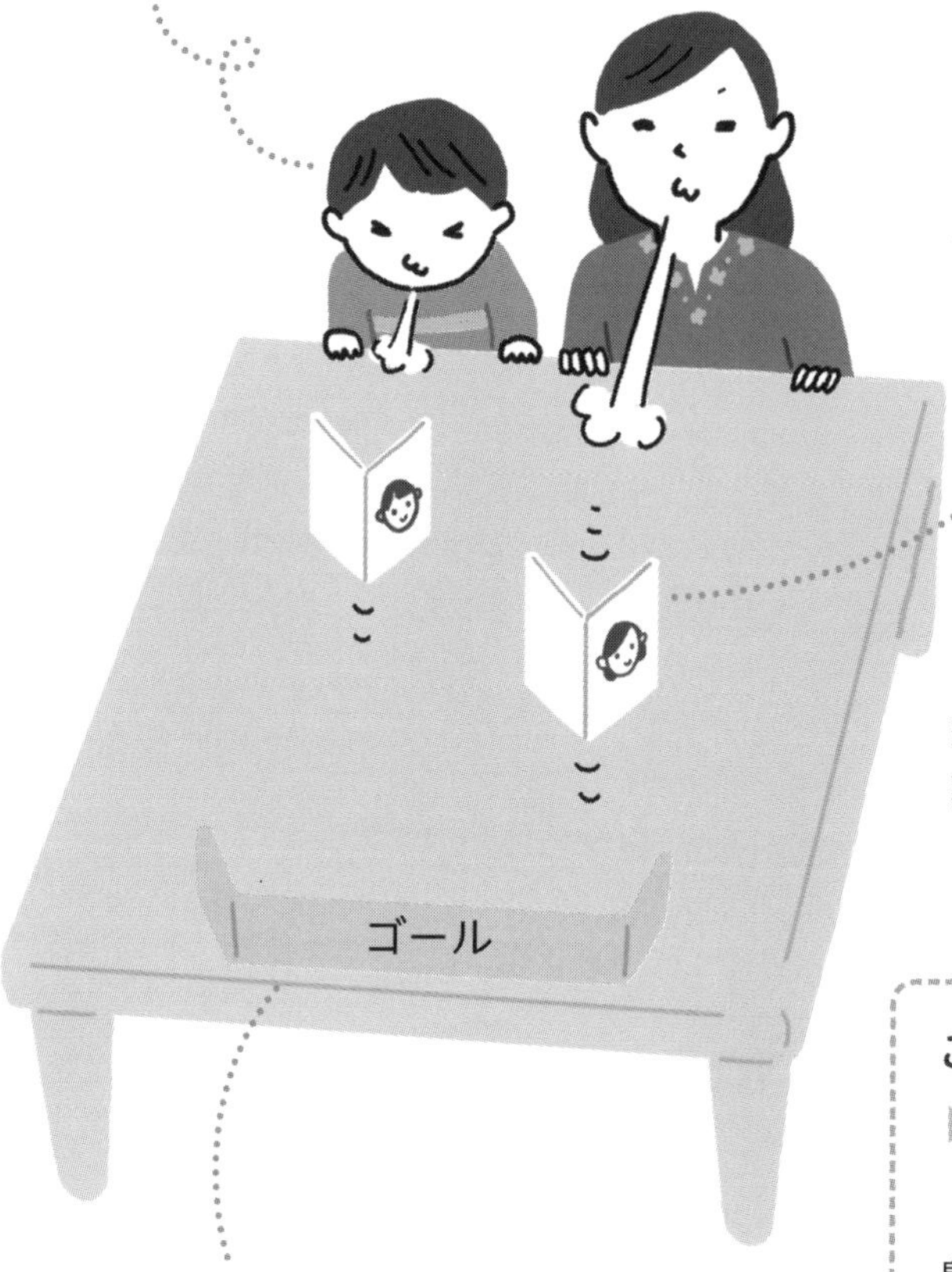

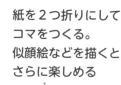

紙の厚さを変えて
難易度をあげてみよう

段ボールや厚紙を折り曲げて
ゴールをつくる

ことばにつなげる工夫
▶▶ハーモニカもおすすめ

息の吐き方や口の使い方の練習にはハーモニカも効果的。うまく吹けなくても、音が出やすいのでリズム遊びとしても楽しめる

ことばにつなげる工夫
▶▶はじめる前に口の体操を

子どもは口の形を上手に変えることができない。ゲームをはじめる前に、見本をみせながら、口の体操をするとよい

1 口を大きくあける
2 口をすぼめる
3 ほほをふくらませる
4 口を横に広げる
5 舌の出し入れをする

しゃぼん玉

液をつけないで息を吹く練習からはじめ、慣れてきたらしゃぼん玉液を吸い込まないように注意しながら吹かせてみましょう。

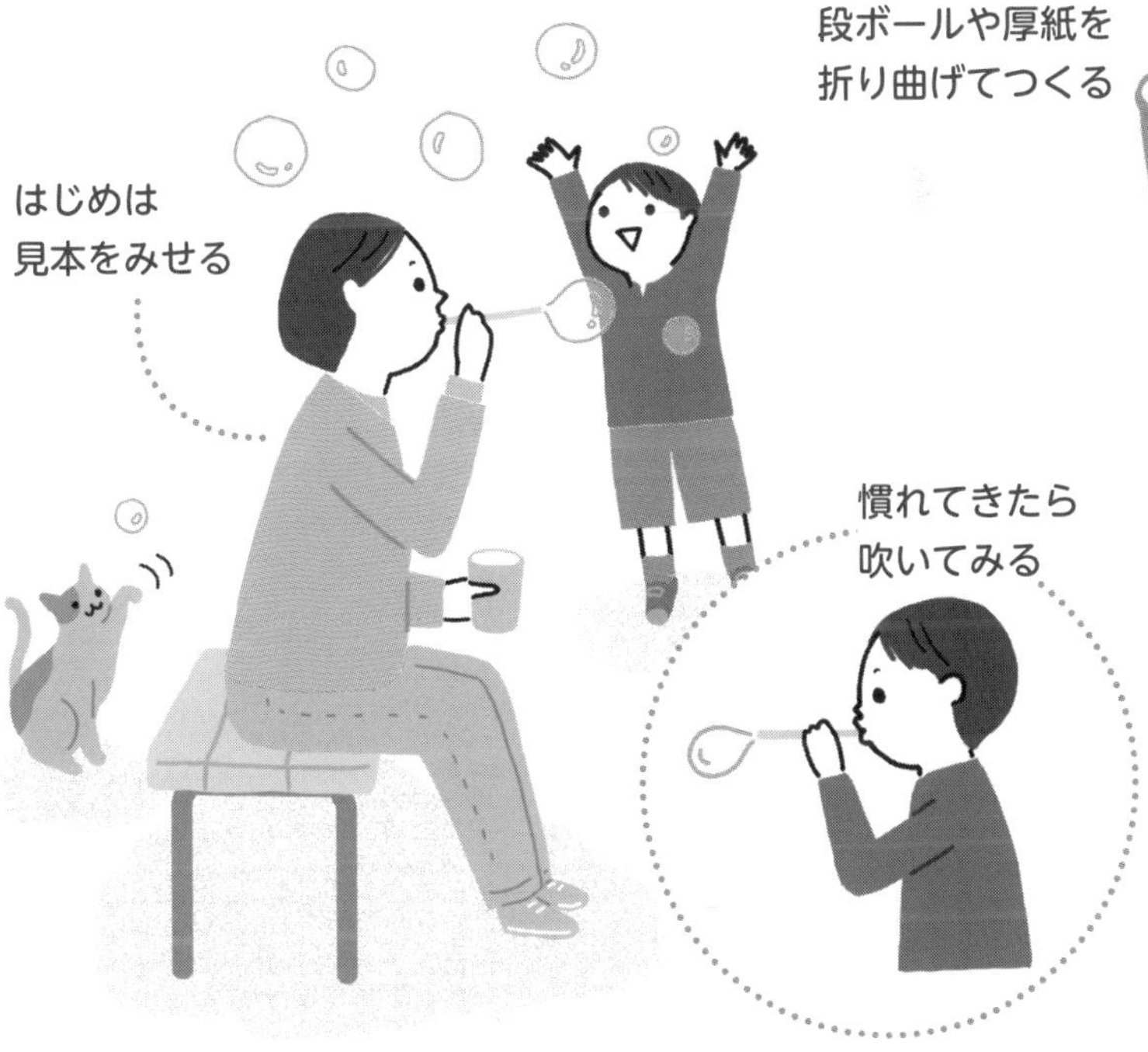
はじめは
見本をみせる
慣れてきたら
吹いてみる

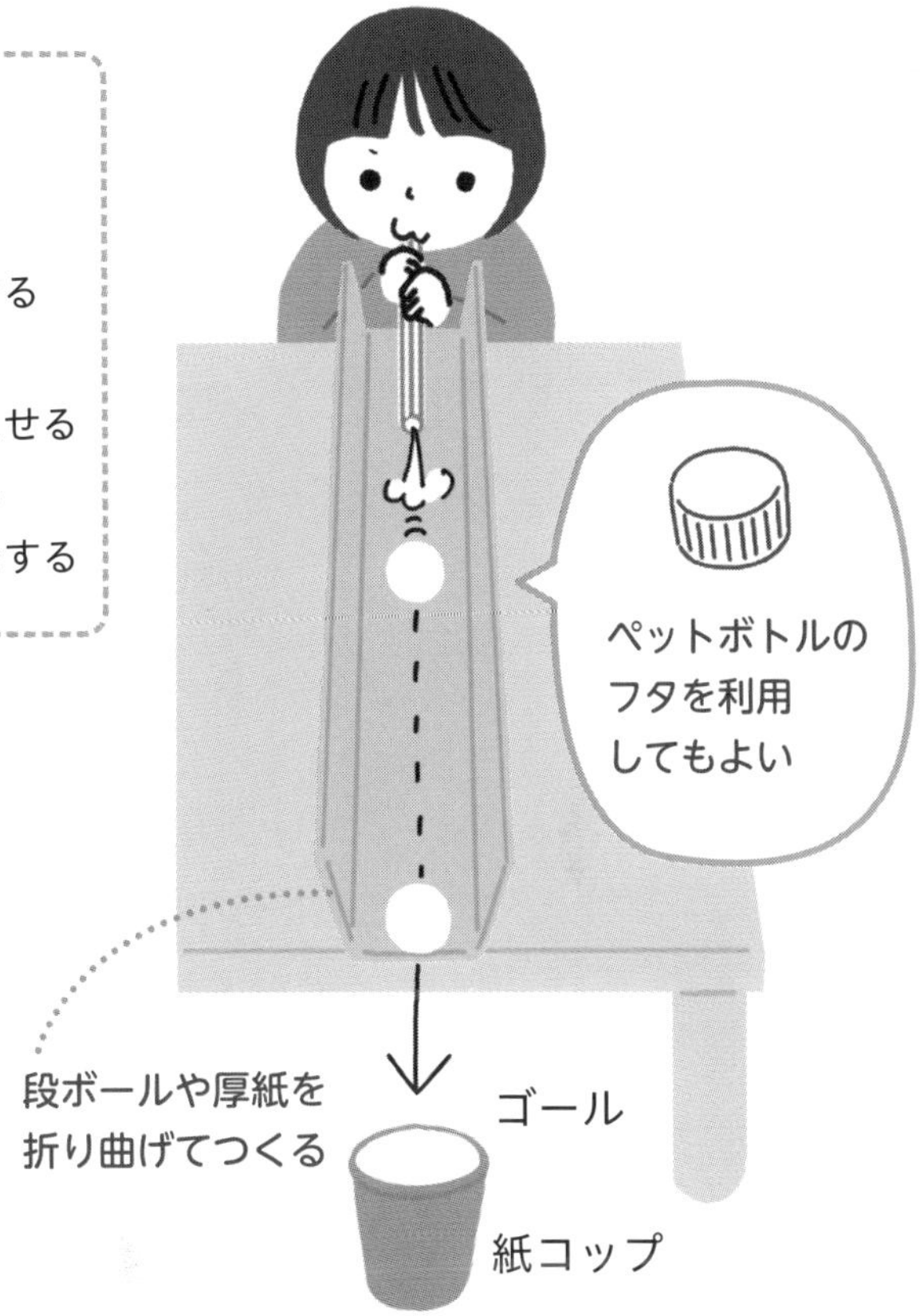
ペットボトルの
フタを利用
してもよい
段ボールや厚紙を
折り曲げてつくる
ゴール
紙コップ

ストロー玉転がし

ストローでピンポン玉を転がしてゴールを目指します。ストローを使うことで口や唇の使い方、息の吐き方のトレーニングができます。

バランス遊びで平衡感覚を育てる

全身を使った遊びは、バランスをとる平衡感覚や深部感覚などの体性感覚をはぐくむのに効果的です。これらの感覚が発達し、影響しあうことでことばも育ちます。

ヒコウキ

脚で子どもをしっかり支え、両手をつないでバランスを保ちます。前後左右にゆらして遊びます。

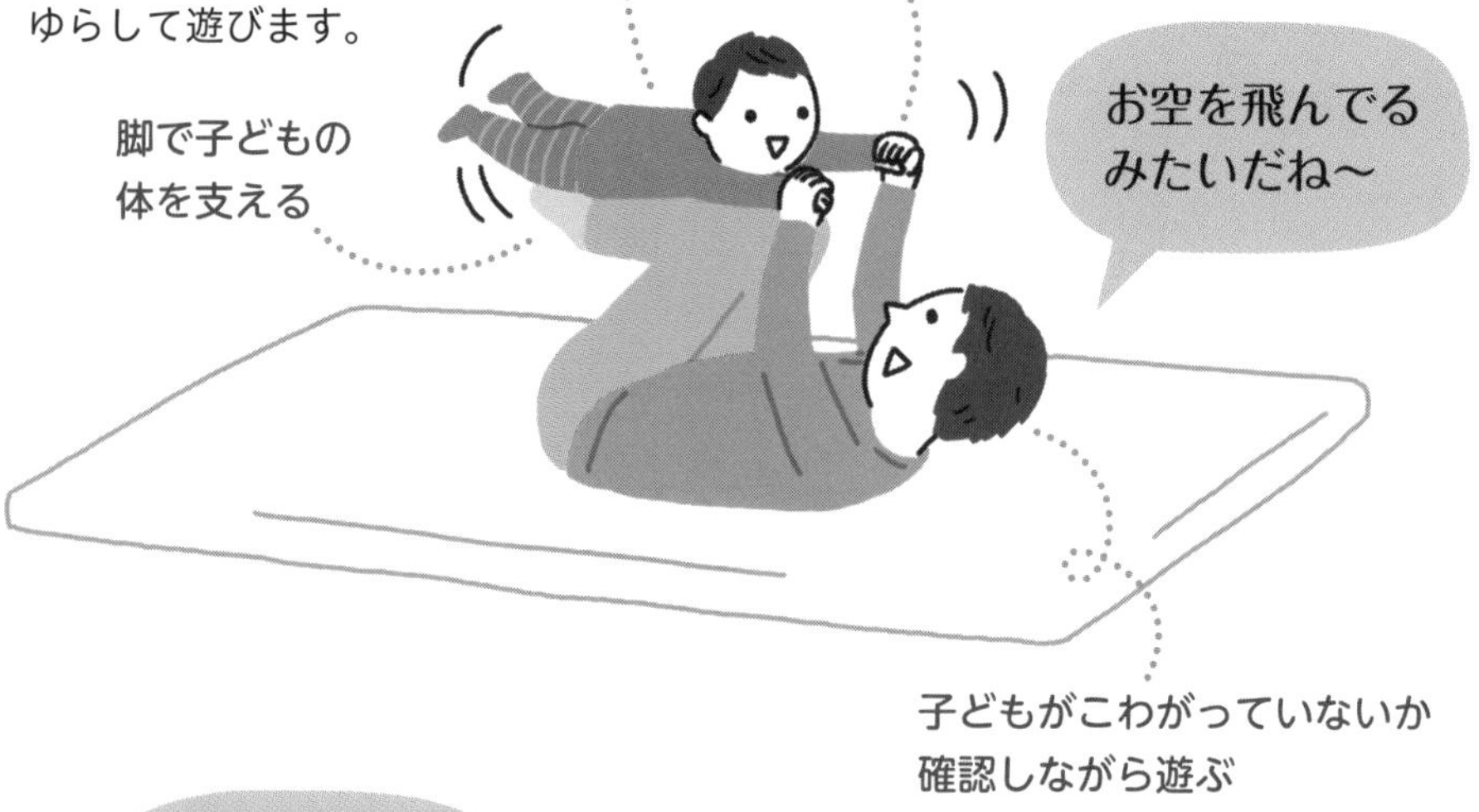
体をまっすぐ保つ
両手をつなぐ
脚で子どもの体を支える
お空を飛んでるみたいだね～
子どもがこわがっていないか確認しながら遊ぶ

トランポリン

小型のトランポリンを使って、ジャンプ遊びをします。1、2の3で高くジャンプするなど、リズムをつけるとさらに楽しめます。

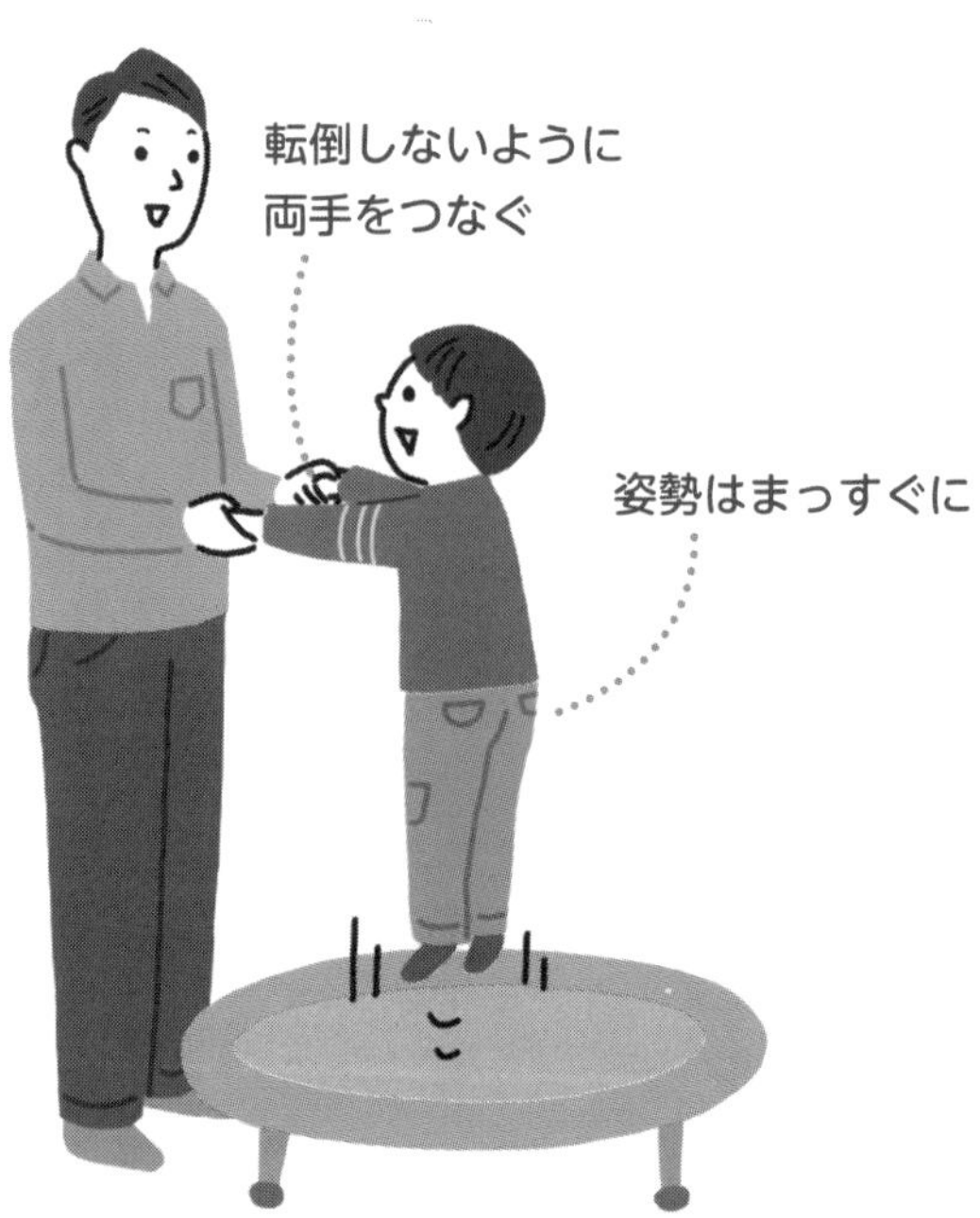
いちにのさん！
転倒しないように両手をつなぐ
姿勢はまっすぐに

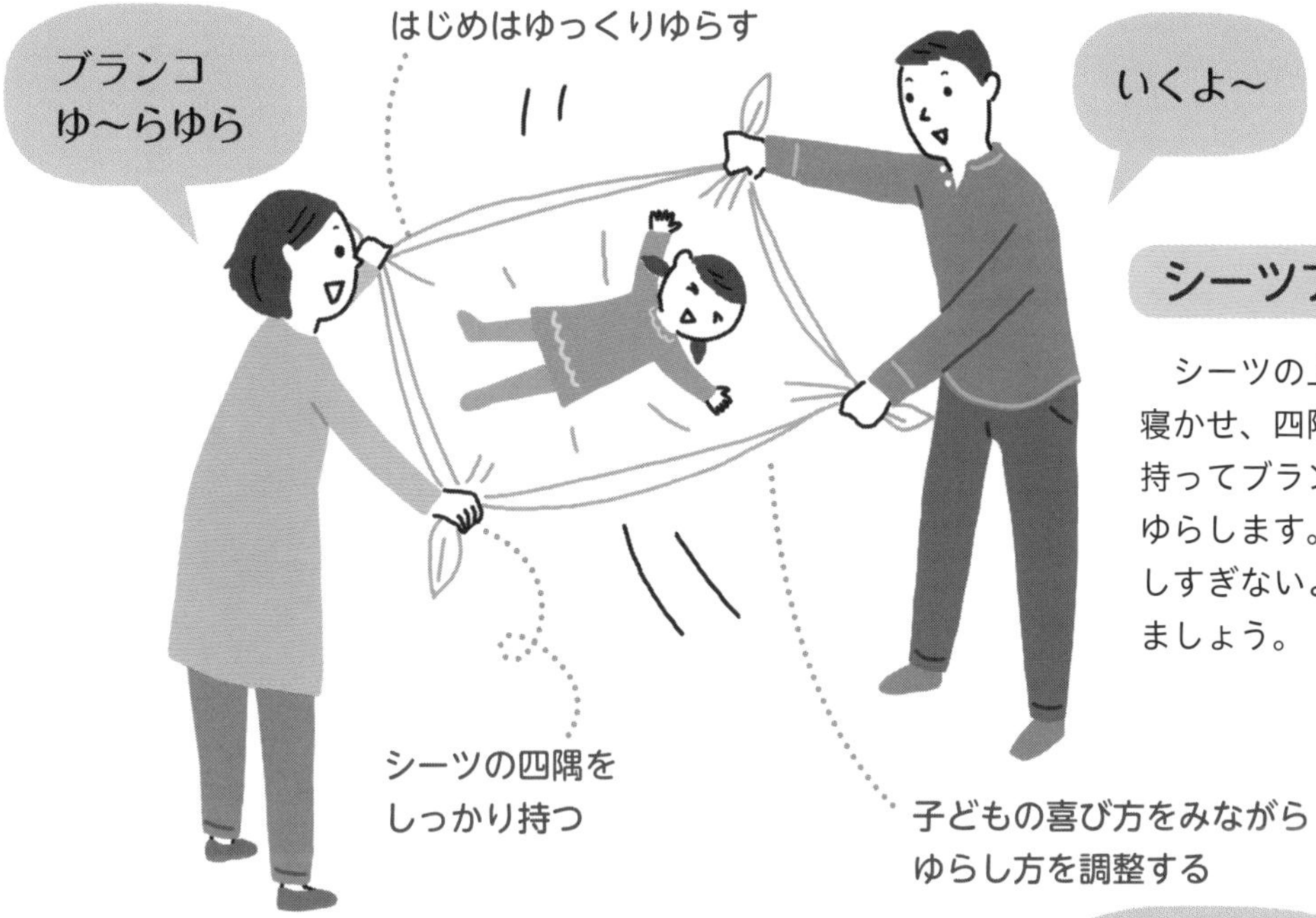
ブランコ
ゆ〜らゆら
はじめはゆっくりゆらす
いくよ〜
シーツの四隅を
しっかり持つ
子どもの喜び方をみながら
ゆらし方を調整する

シーツブランコ

シーツの上に子どもを寝かせ、四隅をおとなが持ってブランコのようにゆらします。大きくゆらしすぎないように注意しましょう。

シーツタクシー

シーツや毛布などを床に敷いて、その上に子どもをのせてゆっくりと引っ張って動かします。子どもの希望する場所まで運びます。

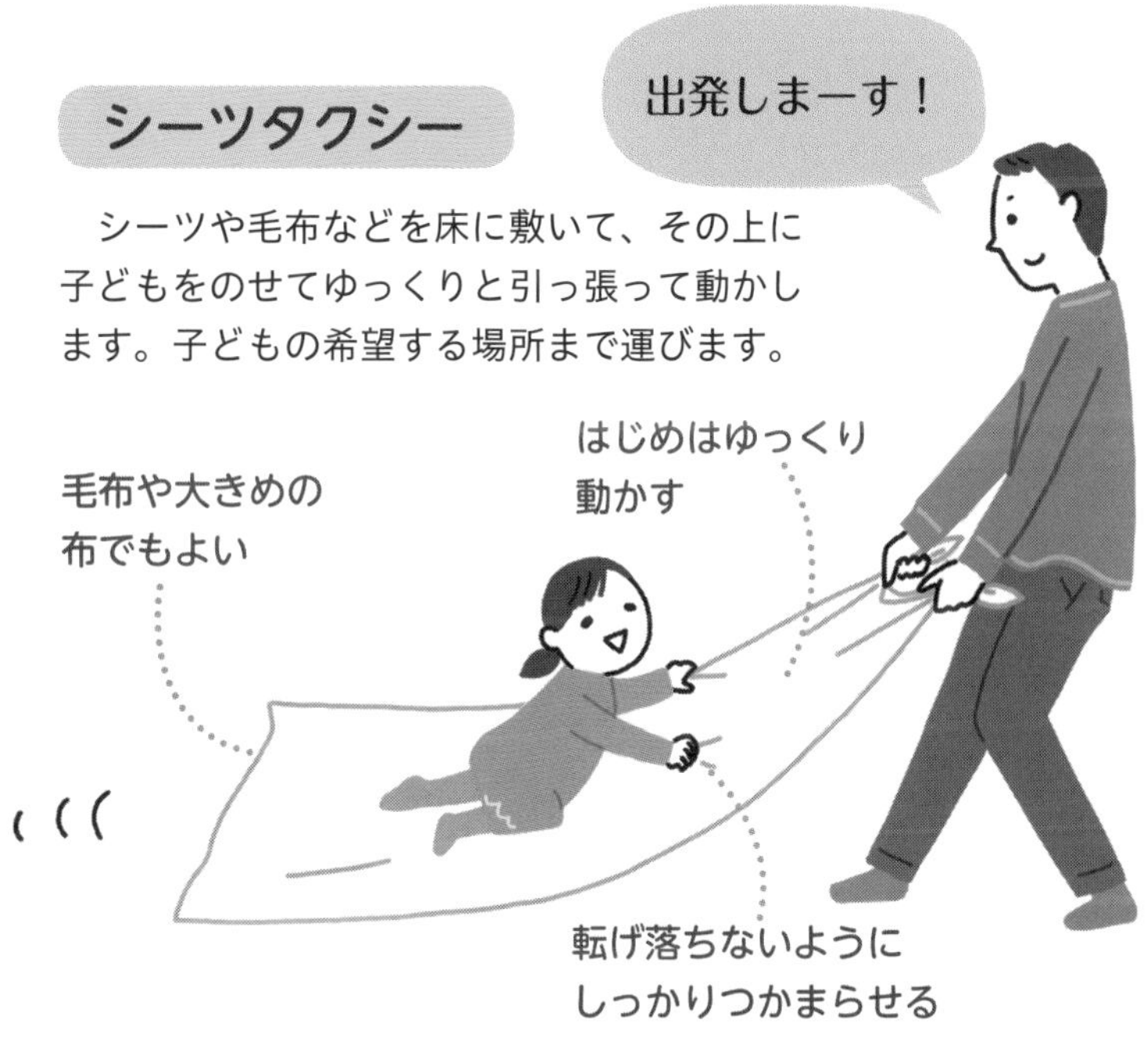
出発しまーす！
はじめはゆっくり
動かす
毛布や大きめの
布でもよい
転げ落ちないように
しっかりつかまらせる

ことばにつなげる工夫
▶▶ごっこ遊びで楽しさを演出

運転手役やパイロット役などになりきって遊びの幅を広げます。「どこまで行きますか？」などと声をかけ、コミュニケーションの楽しさを伝える

チャレンジする楽しさがことばにつながる

ここで紹介する遊びは、五感や体性感覚をはぐくむだけでなく、コミュニケーションを学ぶのに適しています。

タオルボール遊び

タオルでつくったボールでキャッチボールをします。慣れてきたら、かごに投げ入れるなどしてゲーム感覚で遊びましょう。

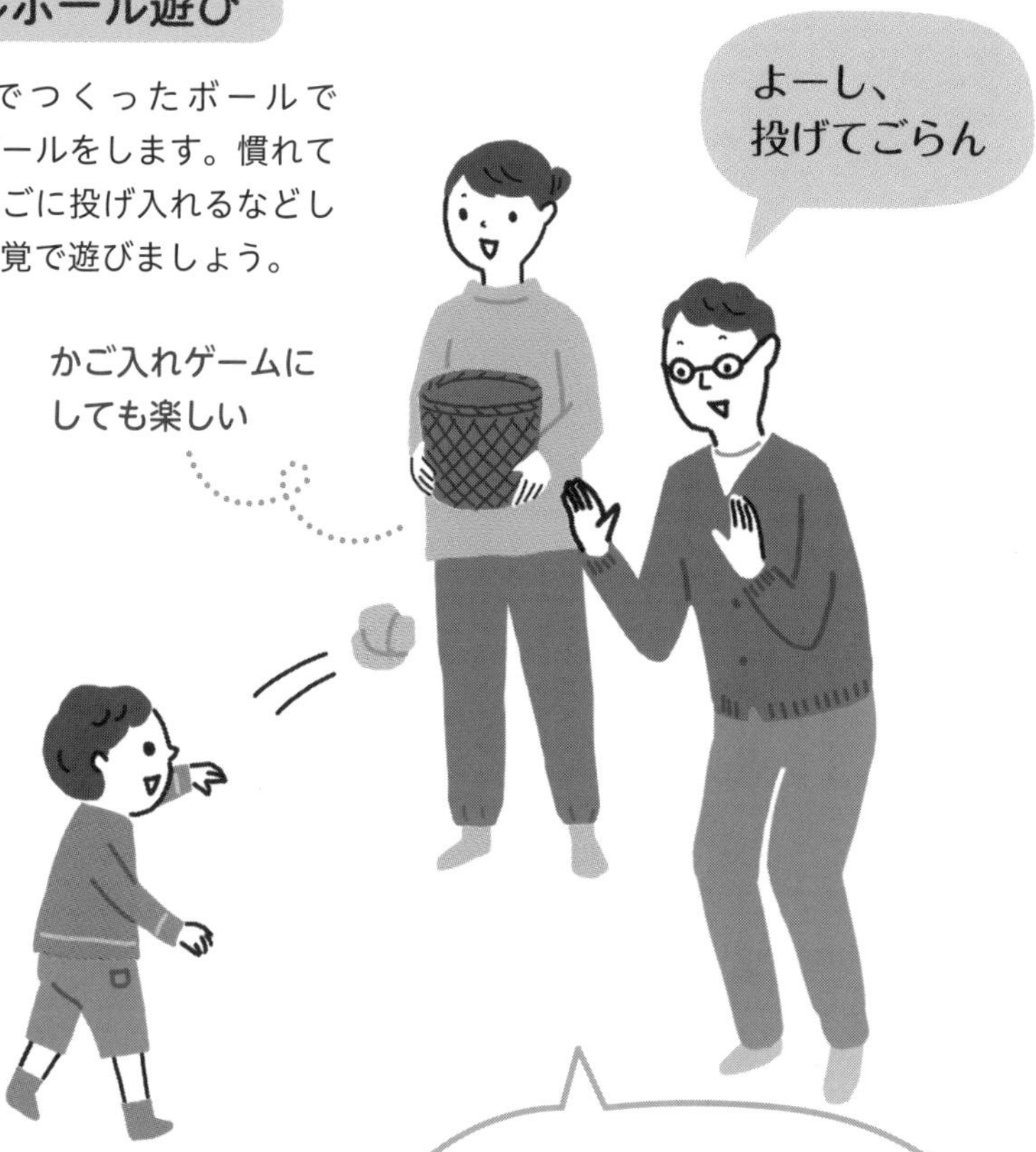
よーし、
投げてごらん
かご入れゲームに
しても楽しい

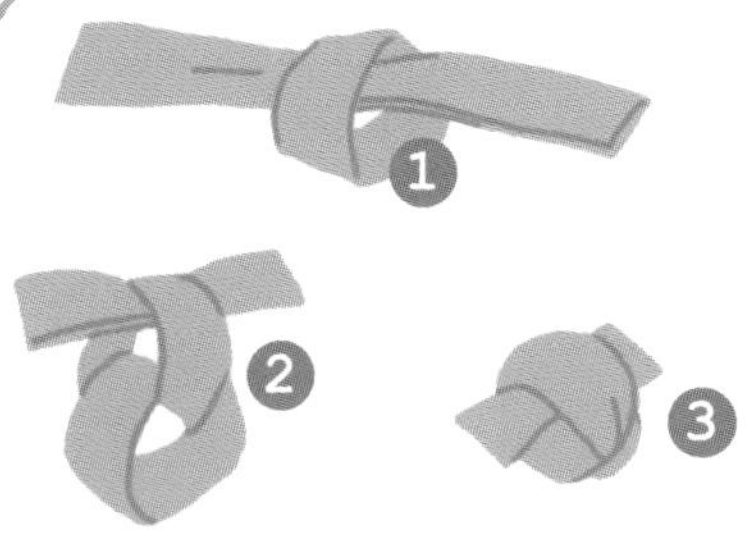
1
2
3

タオルボールのつくり方

ゆるい結びめをつくる（❶）。タオルの両端を持って、もう一度結び、残った両端を❶の結び目に通したらできあがり

ことばにつなげる工夫

▶▶何回できたか数える

キャッチボールの回数をいっしょに数える。また、「ここまで届くかな？」などとことばをかけ、チャレンジさせるのも楽しい

ふとんローラー

ふとんの上を転がります。体を回転させることでバランス感覚を育てます。おとなのまねをすることでチャレンジ意欲が高まり、「できた！」という喜びがことばの発達につながります。

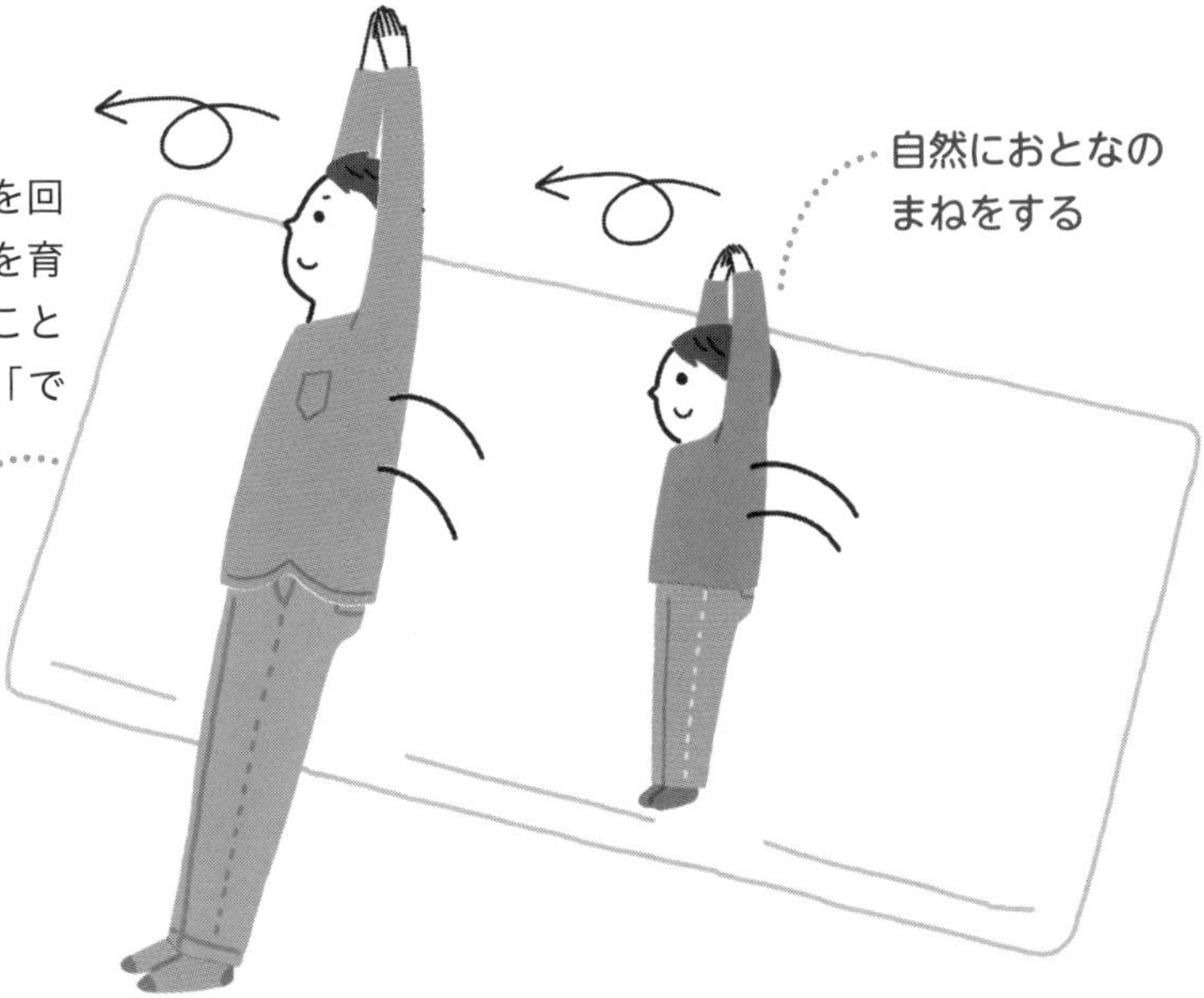
自然におとなの
まねをする
ふとんの
端までいったら
逆回転で戻る

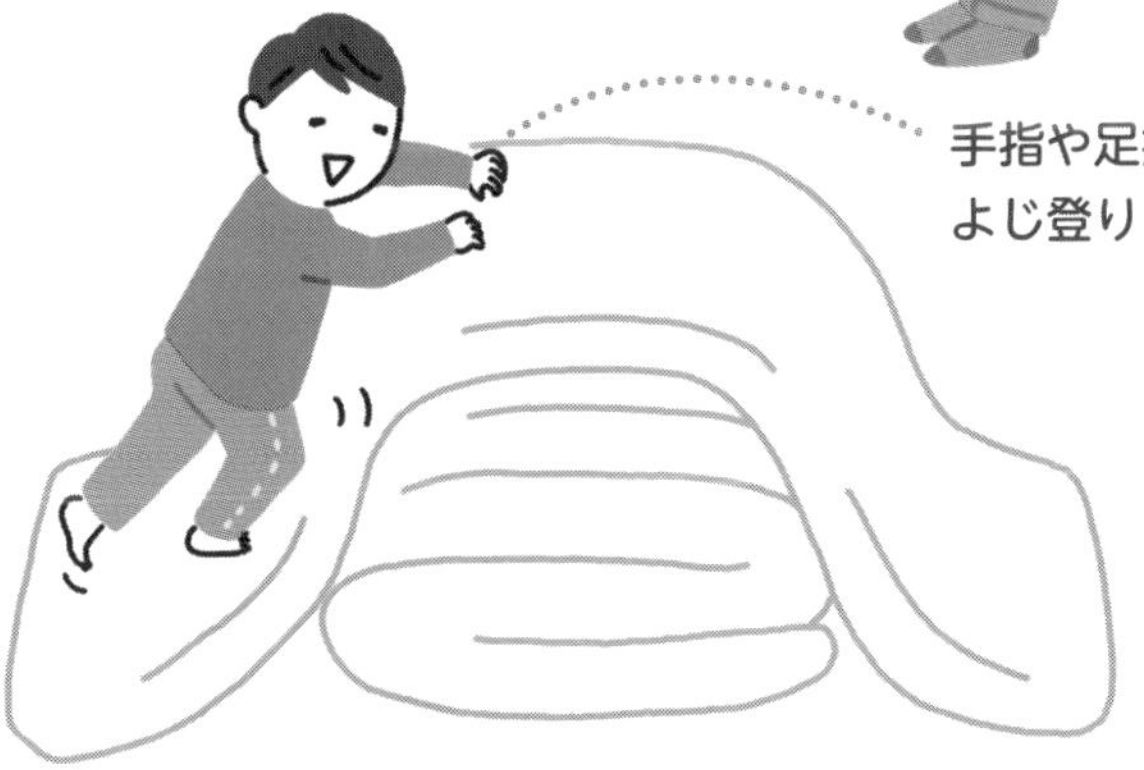
手指や足指をつかって
よじ登ります

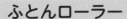

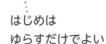

ふとん山登り

ふとんを重ねて山のような形に整え、その山を登ったり下りたりします。

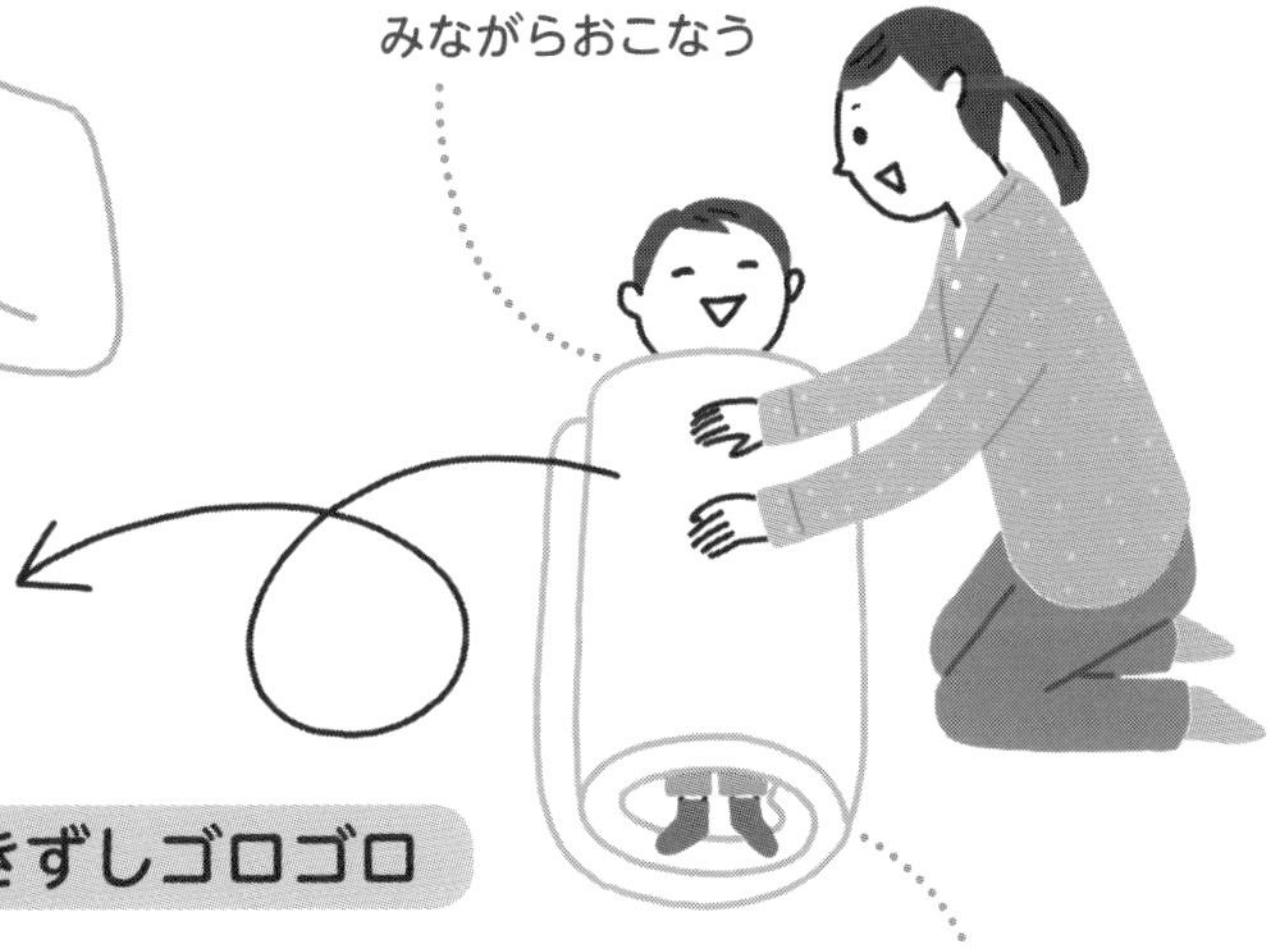
苦しくないか様子を
みながらおこなう
はじめは
ゆらすだけでよい

巻きずしゴロゴロ

子どもの体にふとんを巻きつけます。その状態からゴロゴロ転がしていきます。

表現する楽しさを育てよう

ことばがまだ話せなくても、表現する方法はたくさんあります。体を使っていろんな動きをしたり、リズムをとったりするのは、その手助けになります。

ことばにつなげる工夫
▶▶動物になりきる

犬や猫、カエルなどになりきって動く。鳴き声のまねなどをして声を出し、動物を表現してみよう

トンネルくぐり

四つんばいになって、テーブルの下や室内を動き回ります。腕の筋力や体幹を鍛えるだけでなく、手指の発達にもつながります。

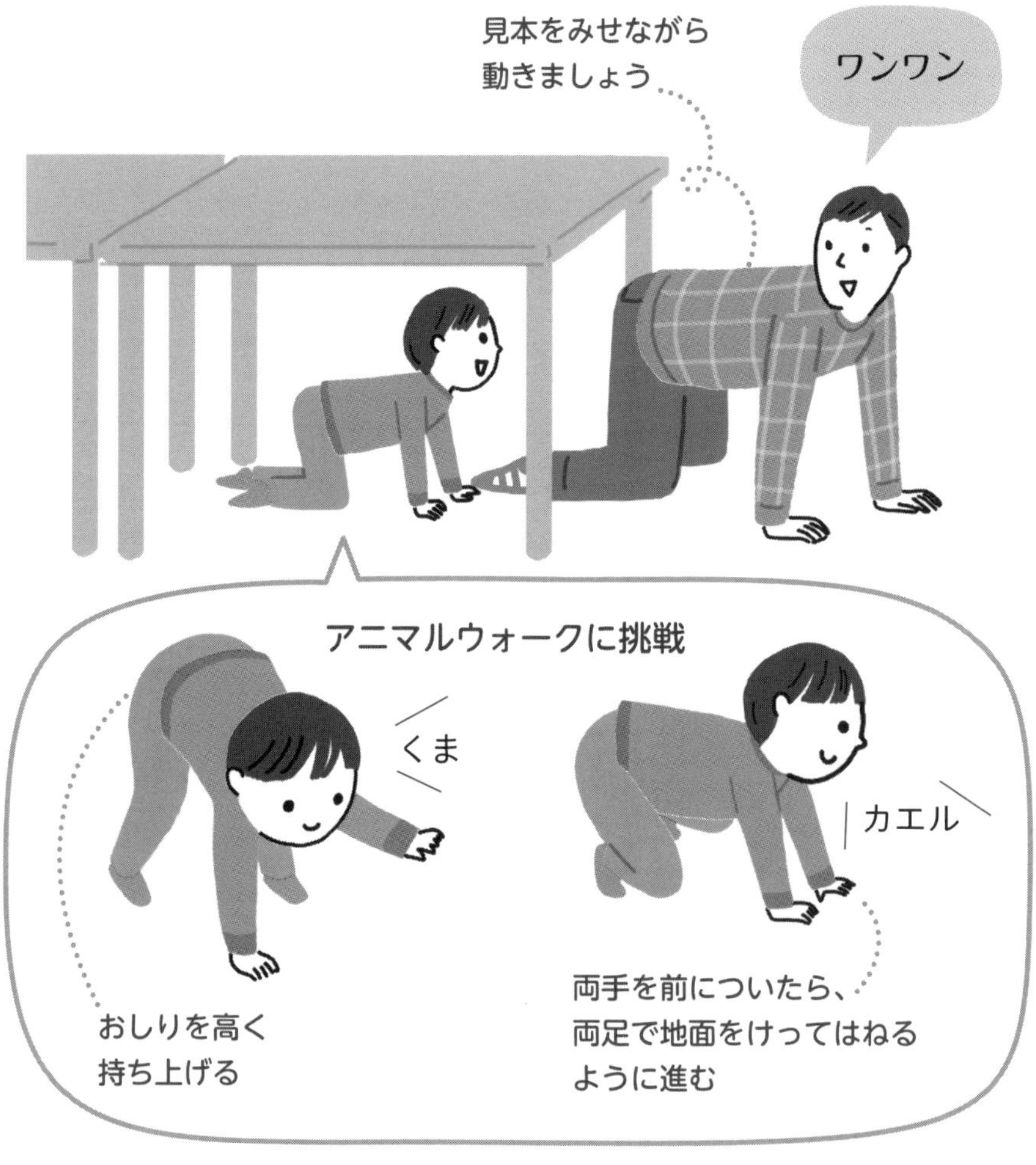
見本をみせながら
動きましょう
ワンワン
アニマルウォークに挑戦
くま
カエル
おしりを高く
持ち上げる
両手を前についたら、
両足で地面をけってはねる
ように進む

楽器でリズム遊び

　おもちゃの太鼓やラッパ、カスタネットなどの楽器を用意します。BGMに合わせて、たたいたり、吹いたりして演奏を楽しみましょう。

> **ことばにつなげる工夫**
> **▶▶音を口に出してみよう**
>
> 楽器を演奏しながら「ドンドン」「プップー」などと声に出してみよう。リズムに合わせてうたうのもおすすめ

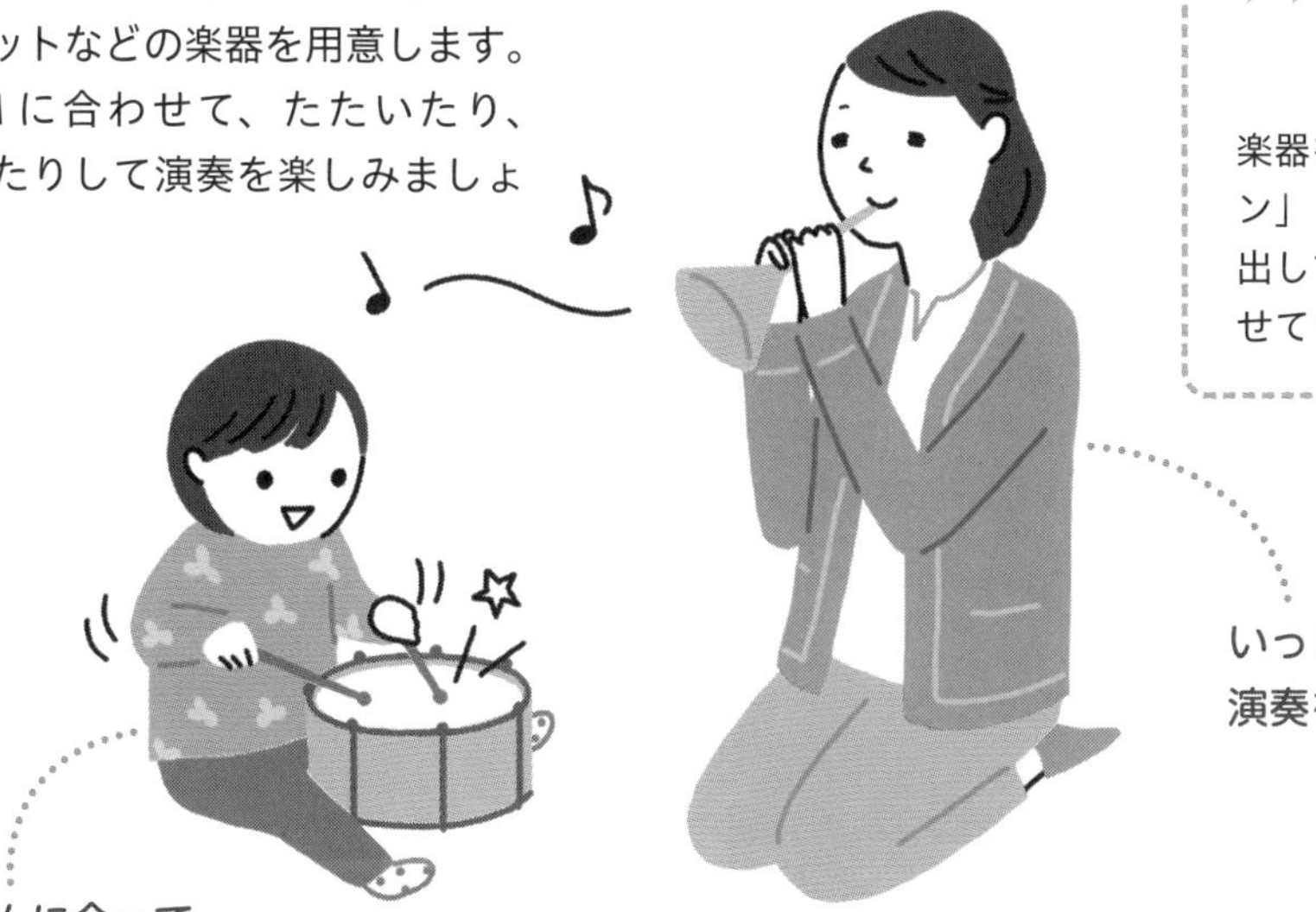
いっしょに演奏を楽しむ
リズムに合っていなくても自由に表現させる

音楽に合わせたジャンプ&ストップ

　リズムに合わせてジャンプし、音楽がとまったら静止します。音楽をとめたり、かけたりをくり返すことで、表現する楽しさと集中力が育ちます。

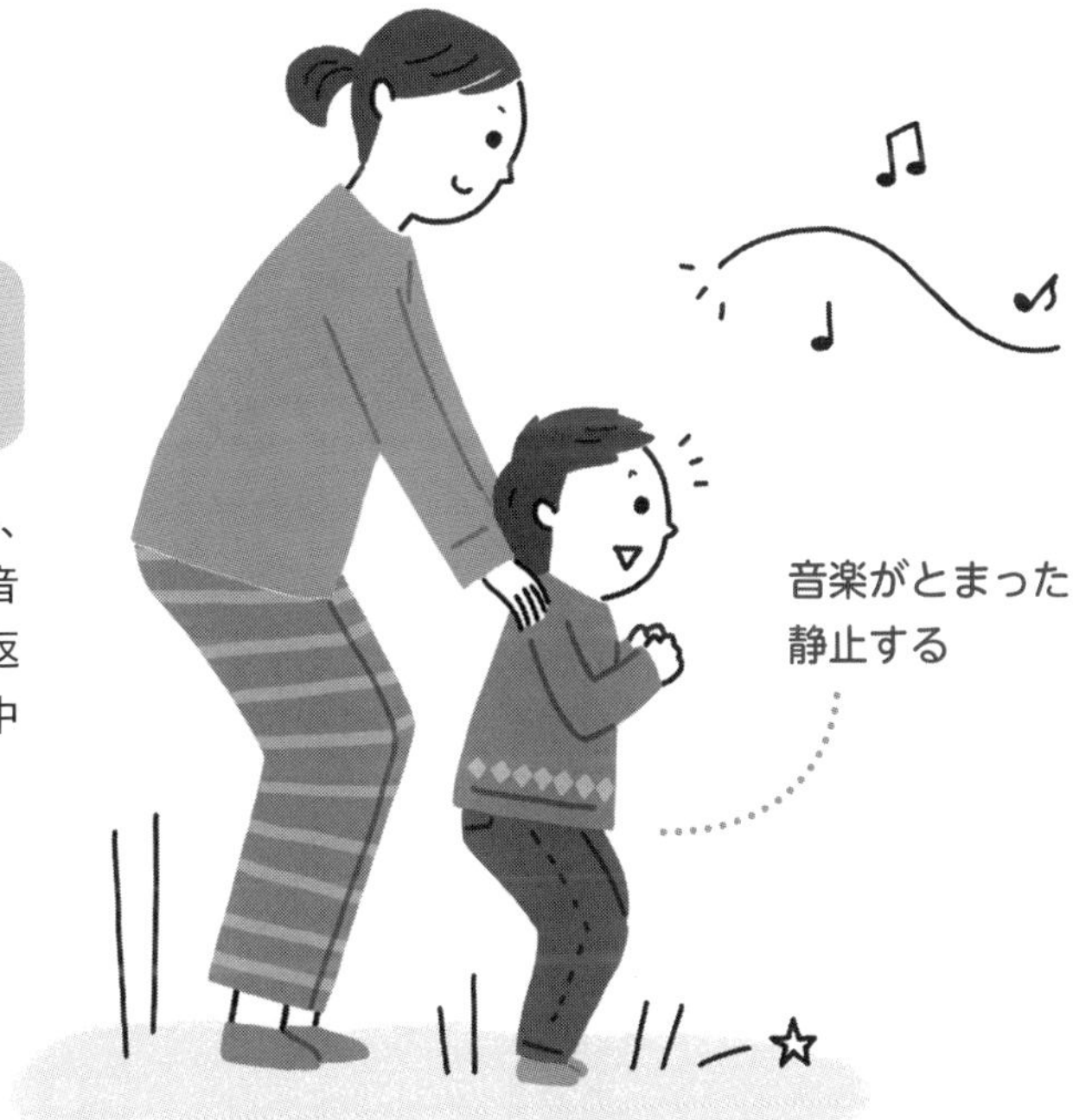
音楽がとまったら静止する

遊びの基本は〝まねっこ〟から

ことばに限らず、子どもはおとなの動作やしぐさなどのまねをするものです。この〝まねっこ〟をとり入れて発達をうながします。

まねっこ遊び

ユーモラスな表情やしぐさをして好奇心をくすぐりましょう。動物だけでなく子どもが好きなキャラクターなどもおすすめです。

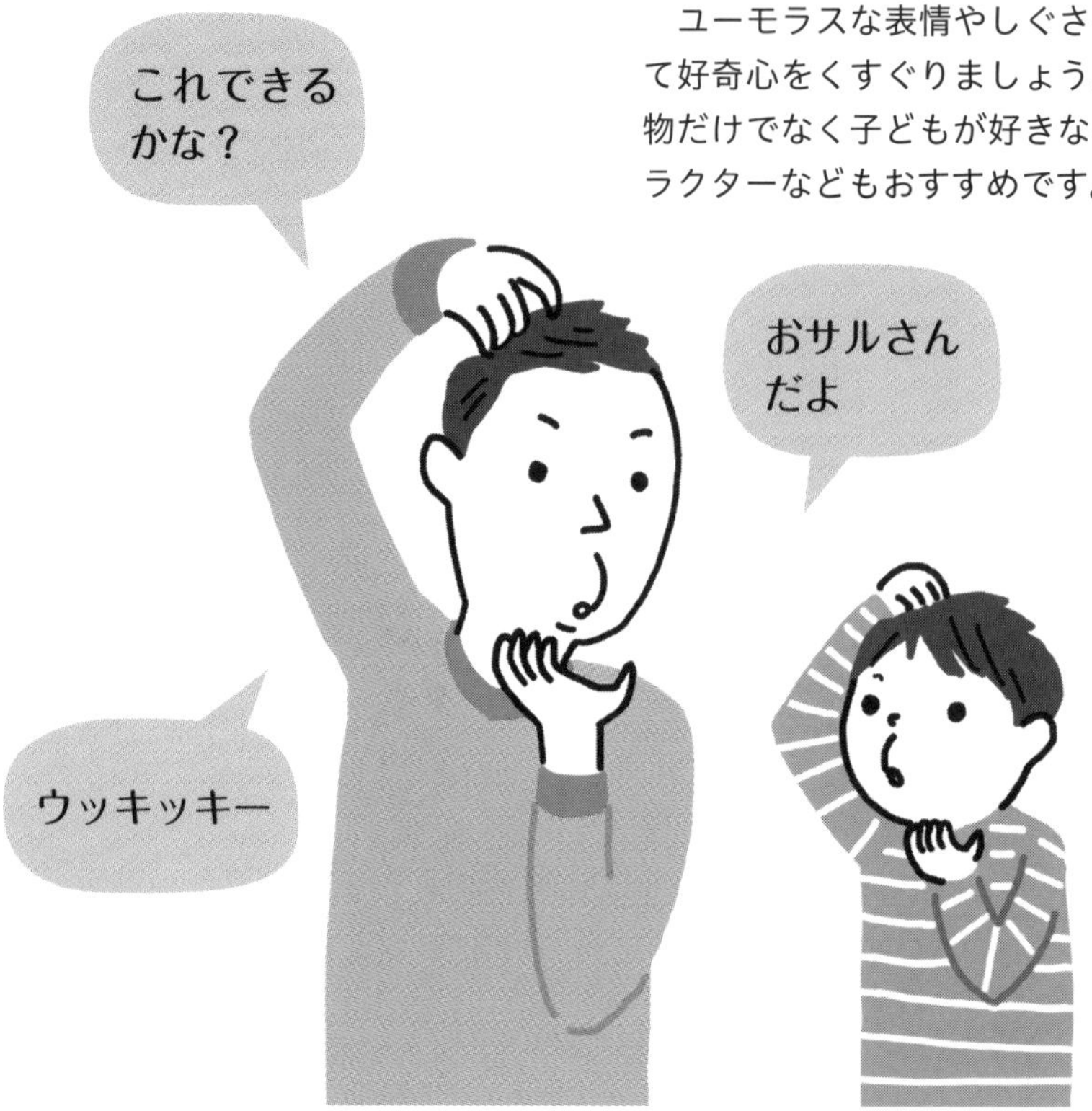
これできるかな？
おサルさんだよ
ウッキッキー

おとなのまねからコミュニケーションが育つ

相手のまねをするには、注意深く観察して、形や動作を再現する必要があります。まねっこ遊びは、観察力、顔や体の動かし方、コミュニケーション力を身につけるよい方法です。楽しんで続けるには、ときには子どものまねをおとながしてみるのもおすすめです。

ことばにつなげる工夫

▶▶表情に合わせて声を出す

動物まねでは鳴き声を出したり、「ベロベロベー」で舌を出し入れしたりするのもおもしろい

4

特性をとらえ子どもの幸福感につなげよう

ことばの遅れの背景に、聴覚や脳機能の不具合などが
関与していることもあります。
ただ、こうした影響が疑われる場合も
基本的に親がすることは変わりません。
もっとも重要視すべき点は、
子どもの幸福感です。

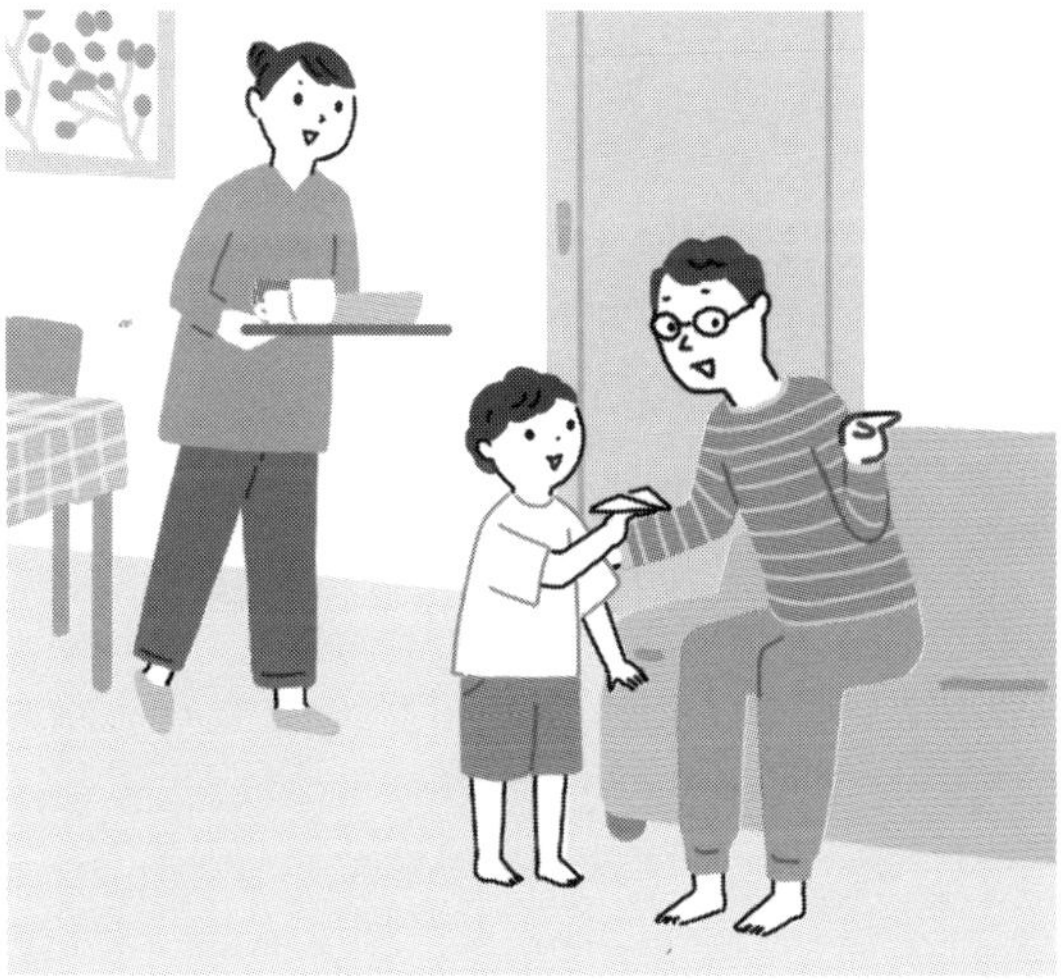

子どもの〝困っていること〟に気づこう

子どもがなにか困っていることや、発達にかたよりのある部分はありませんか？　そこにことばの遅れの原因が潜んでいるかもしれません。気になる部分は、とくに注意深い働きかけが必要です。

● 行動や反応をチェックしてみよう ●

ことばの遅れだけでなく、行動にも気になる点があると、親としてはとても不安です。まずは行動や反応のしかたをよく観察し、発達のバランスをチェックしてみましょう。

音が聞こえない？

- □ 後ろからよびかけても振り向かない
- □ 電話やチャイムの音に気づかない

※難聴の疑いがある場合→ P84

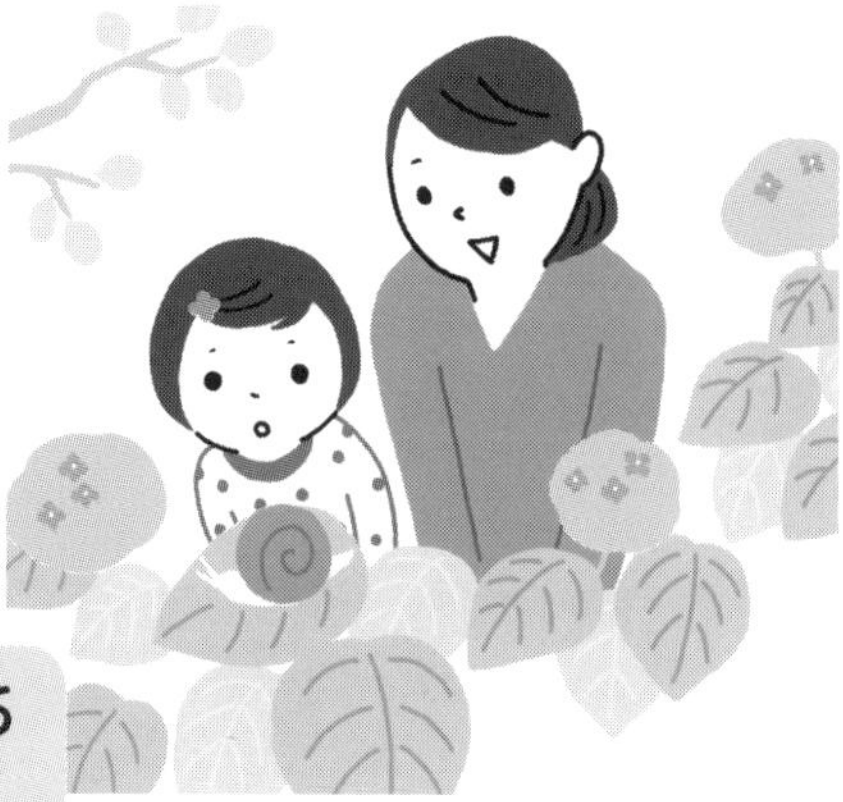

人とやりとりしたい気持ちが芽生えていない？

- □ 人と目を合わせない
- □ おとなに頼ろうとしない
- □ 働きかけに対して反応が鈍い
- □ あまり笑わない
- □ 人といっしょに遊ぼうとしない

そこが知りたい！

「傾向が強い」や「疑い」をどうとらえたらいいの？

ことばの遅れをきっかけに専門的な相談や診察を受け、「発達障害の傾向が強い」とか「疑い」などと言われることがあります。

親としては中途半端な状態におかれることで、不安でつらい日々を送るケースも多いようです。

発達障害の境界線は非常にあいまいで、ほとんどの場合、ある程度の年齢になるまで、経過観察が必要になります。この時期にできることは、子どもの気になる行動を知っておくこと。注意深く見守りながらありのままを受け入れ、今なにができるのかを考えましょう。

ことばが理解できない

- □ 「ジイジどこ？」と言ってもジイジのほうをみない
- □ 「バナナどっち？」とたずねても指さしをしない

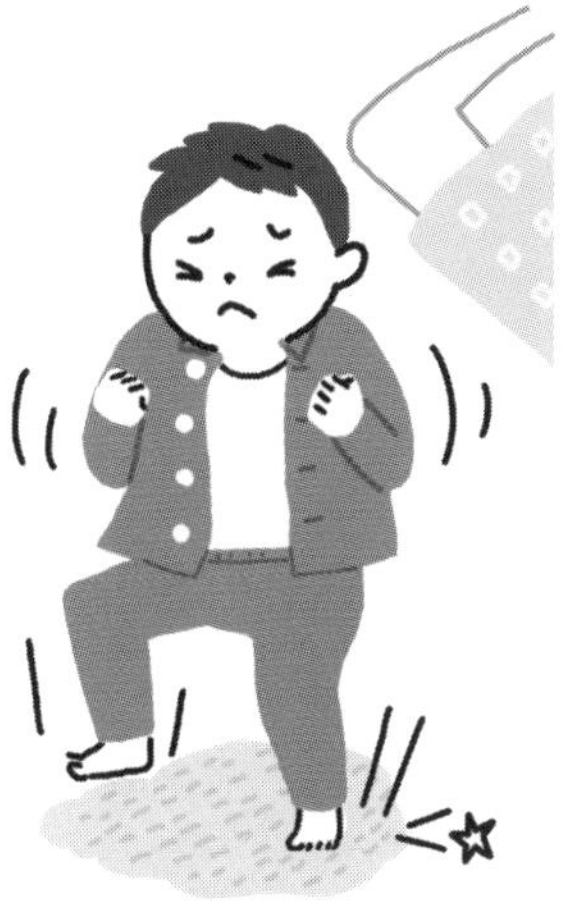

自分でやりたいけどできない？

- □ スプーンなどを持って自分で食べられない
- □ ボタンがとめられない
- □ そでやズボンに手足をうまく通せない

ひとつのことに集中するのが苦手？

- □ 興味の対象が次々に移る
- □ じっとできず、注意力がない

おとなのまねや運動が極端に苦手？

- □ おとなの行動に興味がなく、まねをしない
- □ アドバイスしてもお手本通りにまねできない
- □ ボールをけったり、投げたりができない
- □ バランスをとるのが苦手で転んでしまう

育てにくさがすべて発達障害とは限りません。決めつけてしまうことで今すべきことを逃してしまう可能性があります

子どもが困っている場面が増えたときは背景に不具合を抱えている可能性も

自分なりのこだわりが強い？

- □ 同じことをずっとくり返している
- □ 順番や手順が変わるとかんしゃくを起こす
- □ 極端に小食、偏食がある
- □ 同じ洋服しか着ない

成長とともに解消されることが多い

現時点でことばの遅れや気になる行動があったとしても、大切なのは、子どもの発達をうながす働きかけです。ていねいな働きかけが子どもの幸福感につながります。

個人差が大きいことばの発達

1〜3歳くらいの子どもの発達は個人差が大きく、多少の遅れがあっても不思議ではありません。

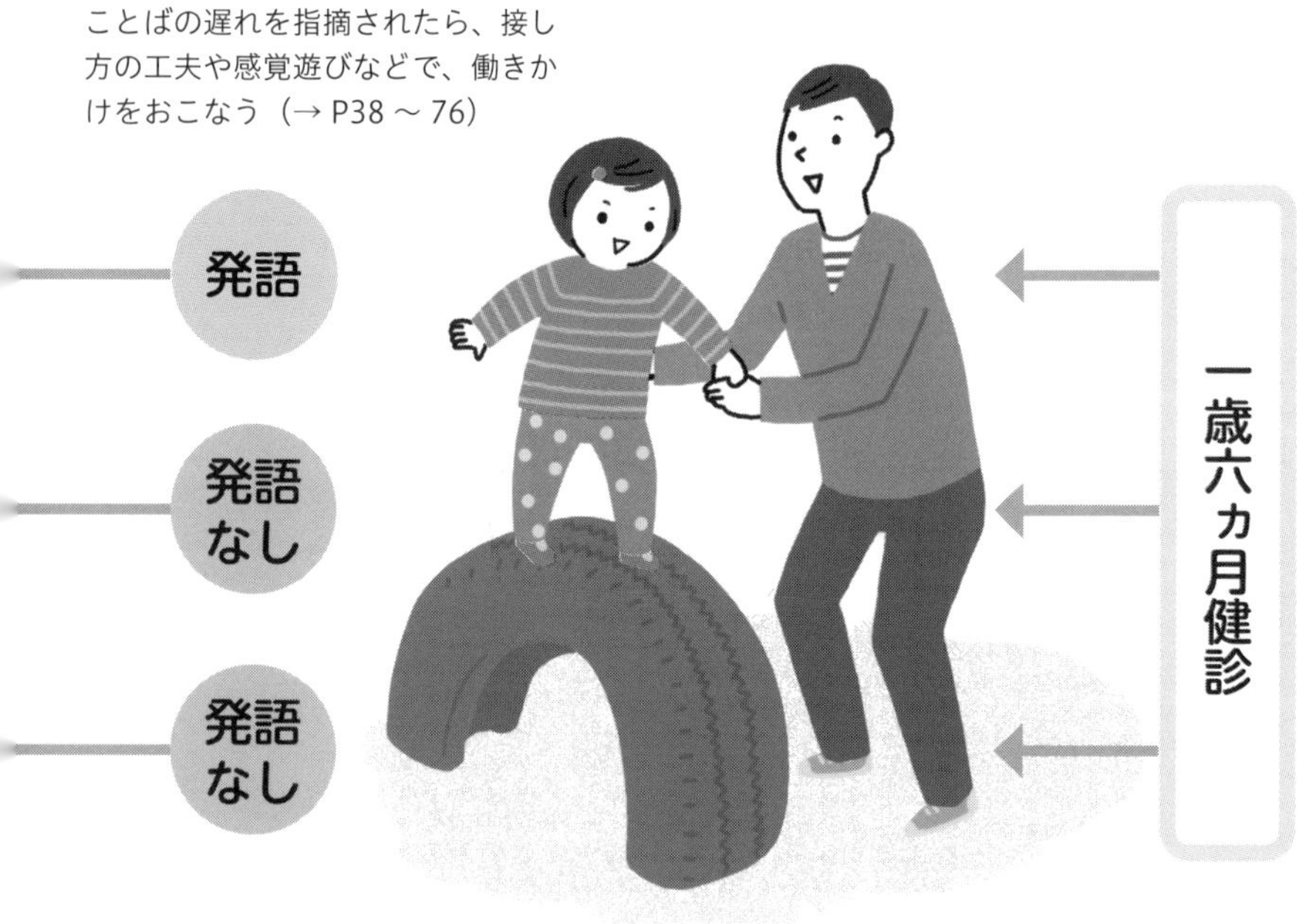
ことばの遅れを指摘されたら、接し方の工夫や感覚遊びなどで、働きかけをおこなう（→ P38 〜 76）
一歳六ヵ月健診
発語
発語なし
発語なし

おおらかに受けとめ、ていねいに働きかける

ことばの遅れや気になる行動があっても、大半は個人差によるものです。おおらかに構えて、心配しすぎないようにしましょう。

とくに一〜三歳くらいではその子の個性なのか、なんらかの不具合によるものなのか、診断を確定することはむずかしいため、少なくとも四〜五歳くらいまでは注意深く働きかけ、様子をみます。

見守っていくなかで大切にしたいのが、子どもの幸福感につながる働きかけです。自分は認めてもらえている、自分は愛されていると感じることが、ことばの芽を育てるだけでなく、心と体の発育に大きく影響するのです。

赤ちゃん返りで後戻りすることも

　下にきょうだいができる、親と離別するなど、生育環境が変わることで、赤ちゃん返りをして話さなくなることがあります。心理状態や環境の変化が、ことばの発達に影響することはよくあるのです。

どんなケースであっても1～3歳での働きかけはとても重要です

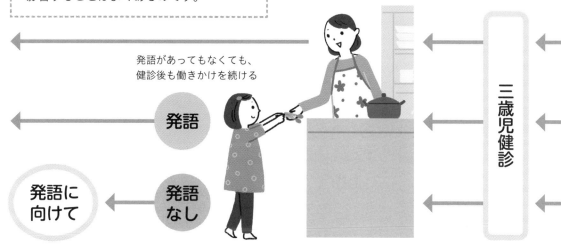

三歳児健診

発語

発語なし

発語に向けて

発語があってもなくても、健診後も働きかけを続ける

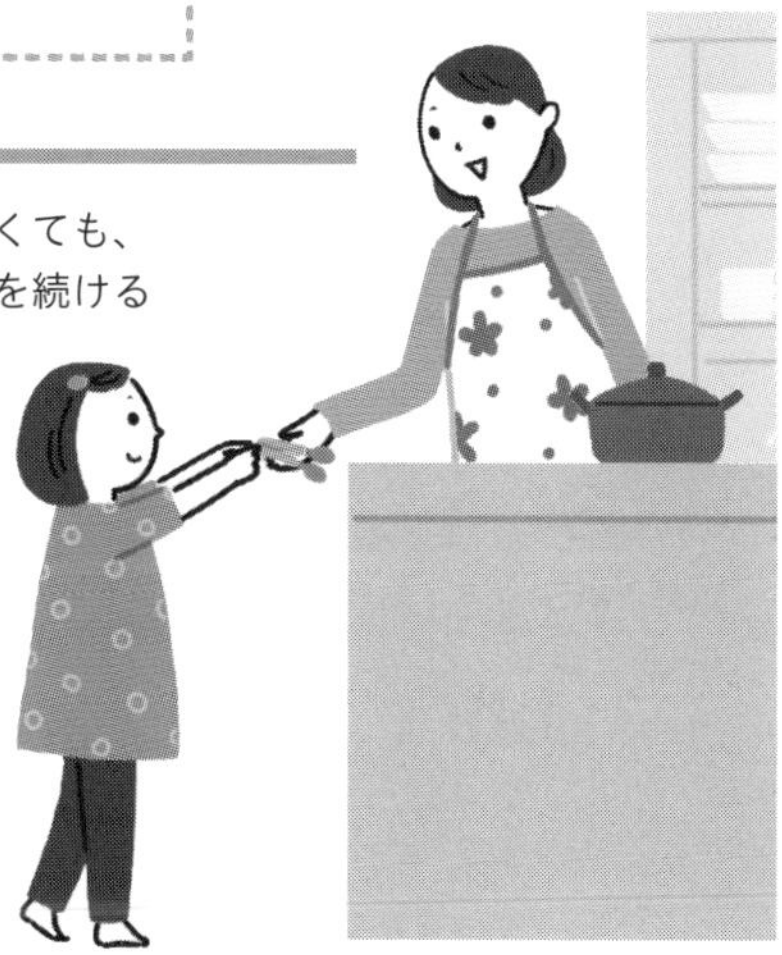

ことばの遅れ

個人差によるもの

発達のスピードがゆるやかだったり、奥手なだけだったりすることもある。成長とともにことばが増えていく子どもも多い

グレーゾーン

子どもは発達の途上であるため、遅れが個人差なのか、ほかの原因によるものなのかすぐに判断できないものもある

なかにはなんらかの原因が考えられるもの、どちらともいえないグレーゾーンにあたるものもある

なんらかの原因があるもの

発語にかかわる器官の問題、発達障害や知的障害、心理的な不安などが原因となる場合がある（→P82～83）

時期がくるまで診断がむずかしいものもある

ことばの遅れの原因としては、聴覚や口・舌などの問題、発達障害や知的障害なども考えられます。ただし、脳機能などの不具合はすぐに診断を確定するのは困難です。

原因となり得るもの

耳鼻咽喉科領域の可能性、脳機能の可能性、さらに発育環境によるものに大きく分けられます。

耳鼻咽喉科領域の可能性

代表的なものに、聴覚に問題がある「聴覚障害」と、うまく発音できない「構音障害」がある。これらは早期に適切な治療が必要

聴覚障害

▶ P 84

先天的な難聴、耳や神経の病気などで聞こえが悪いとことばの習得が遅れる。音への反応が鈍い、発音がはっきりしない、といった場合は、聴覚障害が疑われる

構音障害

▶ P 86

口蓋裂《こうがいれつ》など器官に問題があることで発声・発音がうまくできない場合と、舌や唇の使い方による技術的な問題によるものがある

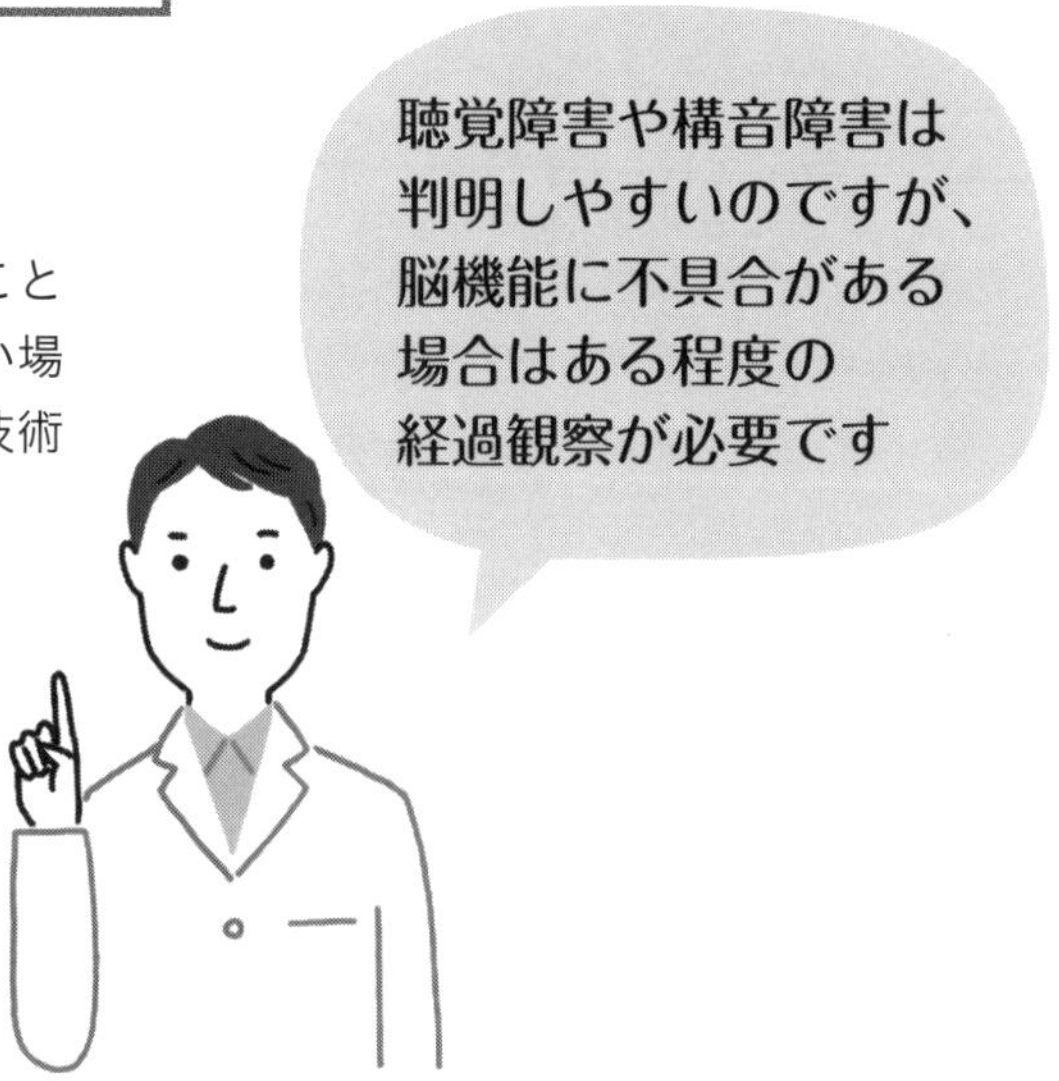
聴覚障害や構音障害は判明しやすいのですが、脳機能に不具合がある場合はある程度の経過観察が必要です

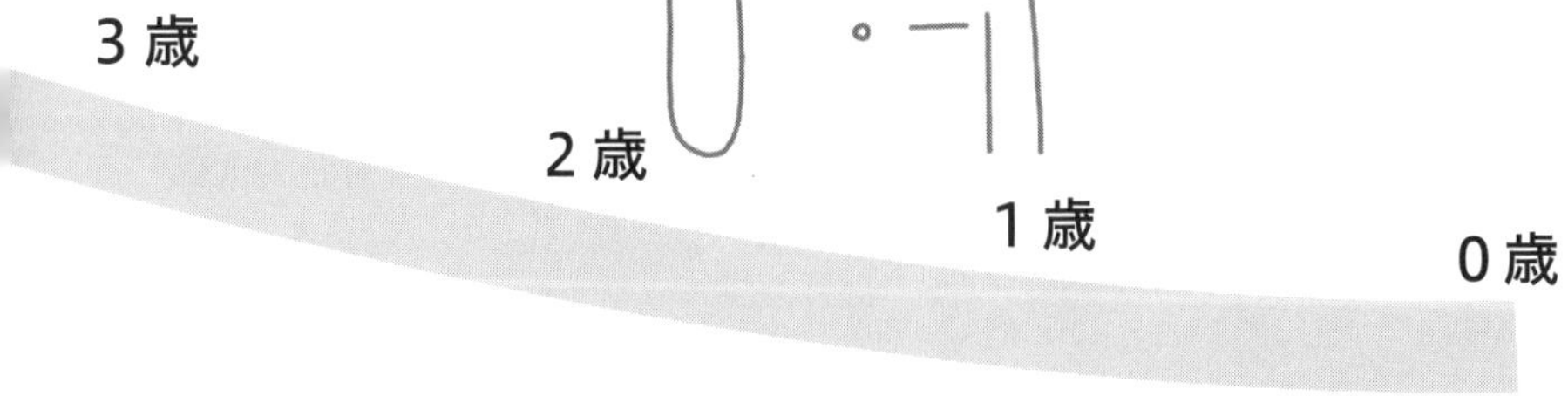
3 歳
2 歳
1 歳
0 歳

脳機能の可能性

脳や神経の発達になんらかの不具合があると、ことばの遅れがひとつのサインとして現れることがある

診断がつくまでに時間がかかるものもある

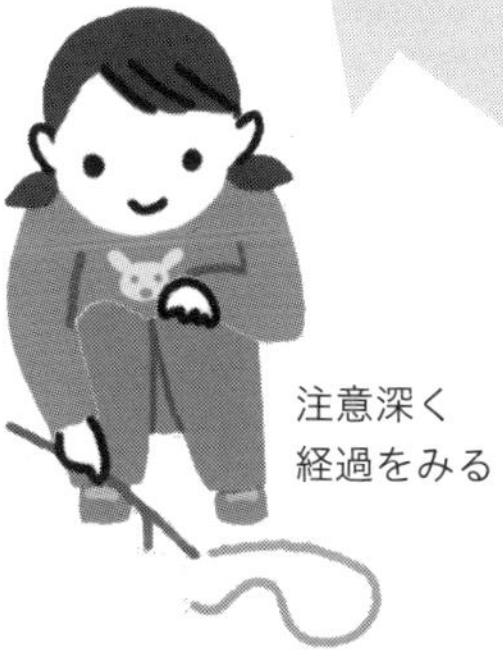

発育環境の問題

育児放棄や虐待、DVなど、子どもに強いストレスが加わる発育環境によって、ことばが遅れることがある

知的障害

知的な能力はことばの習得において重要なため、ことばの理解・発語が遅れる。ダウン症などの染色体異常のほか、原因不明のものも少なくない

発達障害

▶P88〜91

脳の機能のどの部分に不具合があるかによって、ASD（自閉スペクトラム症）、ADHD（注意欠如・多動症）、LD（学習障害）、DCD（発達性協調運動障害）などに分類される

不安障害

▶P92

なんらかの原因で心に強い不安が生じ、その影響でことばが遅れることがある。親などとの別離による分離不安、状況によって話さなくなる場面緘黙《かんもく》などがある

難聴のきざしがみられたらすぐに検査を

耳の聞こえが悪いと、ことばが遅れたり、発音するのがむずかしくなったりします。聴覚に不安がある場合は、すぐに検査を受け、早い時期から適切に対処する必要があります。

聞こえているか確かめる

難聴の程度が軽いほど発見しにくいものです。早期に気づくには、下記の項目をチェックしましょう。

- 大きな音にも反応しない
- 口元ばかりみている
- 簡単な問いかけに答えられない
- えっ？　と聞き返すことが多い

↓

聞こえが悪い可能性が高い

↓

静かな場所で再度チェックする

- 子どもの後ろで太鼓をたたいてみる
- 子どもが遊んでいるときにベルを鳴らしてみる

反応がないときは……　**専門の医療機関ですぐに検査を受ける**

Point 1 乳幼児の難聴検査に慣れている医療機関を選ぶ

Point 2 不安を感じたら、できるだけ早く検査を受ける

Point 3 難聴が判明したら、すぐに治療を開始する

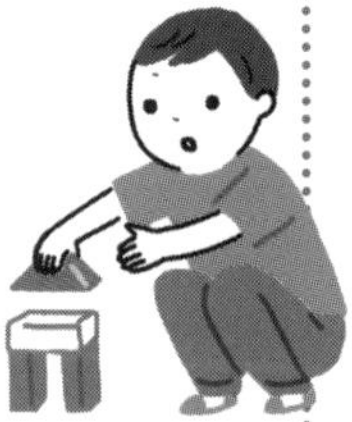

聴覚障害とは

なんらかの原因で音が聞こえない、あるいは聞こえにくくなっている状態で、ことばの遅れにとくに関係があるのは「難聴」です。

適切な治療・対応でことばの発達をサポートする

　ことばの遅れが気になるとき、まず確認しておきたいのが難聴の有無です。聞こえに関しては様子をみるのではなく、できるだけ早い段階でチェックすべきです。もし聞こえに不安がある場合は、すぐに専門医を受診して詳しい検査を受けさせましょう。

　早い段階で補聴器や人工内耳などを使って適切な治療・対応を開始すれば、ことばの発達をうながすことにつながります。

　治療しても聞こえにくさが改善されない場合は専門家に相談し、身ぶりや手話、筆談などでコミュニケーションをとる方法を考えていきます。

耳から脳へ伝わることば

　耳で集められた音の振動は、信号に変えられ、その信号が神経を通じて脳に伝わることではじめて「聞く」ことができます。難聴は、外耳～中耳のあいだにある、鼓膜など音を伝える部分に問題がある伝音性難聴と、内耳や聴神経に問題がある感音性難聴、この 2 つが混合したタイプに分類されます。

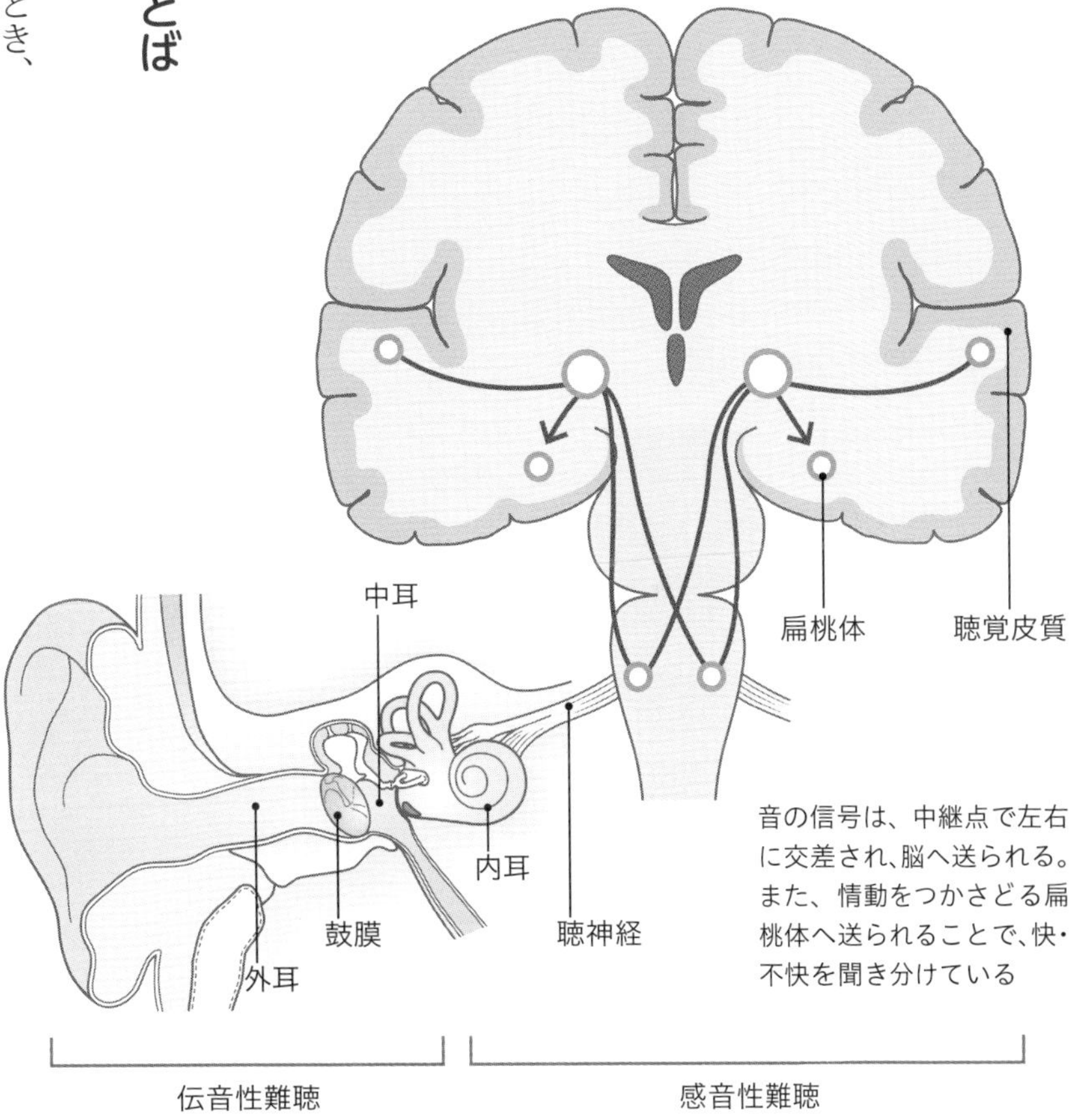
中耳
扁桃体
聴覚皮質
外耳
鼓膜
内耳
聴神経
音の信号は、中継点で左右に交差され、脳へ送られる。また、情動をつかさどる扁桃体へ送られることで、快・不快を聞き分けている
伝音性難聴
感音性難聴

『ことばでつまずく子どもたち　話す・読む・書くの脳科学』
竹下研三著（中央法規出版）より一部改変

口や舌、発声器官に困難がある

ことばを話すには、口や舌などの発声・発音にかかわる器官の働きが不可欠です。これらの器官に問題や未発達な部分があると、発音がうまくできないなどの支障が起こります。

構音障害とは

構音障害とは、はっきりと発音できない、うまく発音できない音があるなど、発音のしかたに困難がある状態です。口や舌になんらかの原因があるもの、脳・神経疾患によるもの、使い方が未熟なために起こるものなど、原因によって左の三種類に分類されています。

1. 口や舌などの形に原因
器質性構音障害
2. 脳性マヒなど
マヒ性構音障害
3. 発音の技術的な困難
機能性構音障害

器質性構音障害

口や舌、のどなどの音声を出す器官の異常により発声・発音がうまくできません。子どもに多いのは、生まれつき上あごや唇が開いている口蓋裂や、舌の裏側と口腔をつなぐ舌小帯《ぜつしょうたい》が短かったり動きが悪かったりする舌強直症《ぜつきょうちょくしょう》です。

口蓋裂

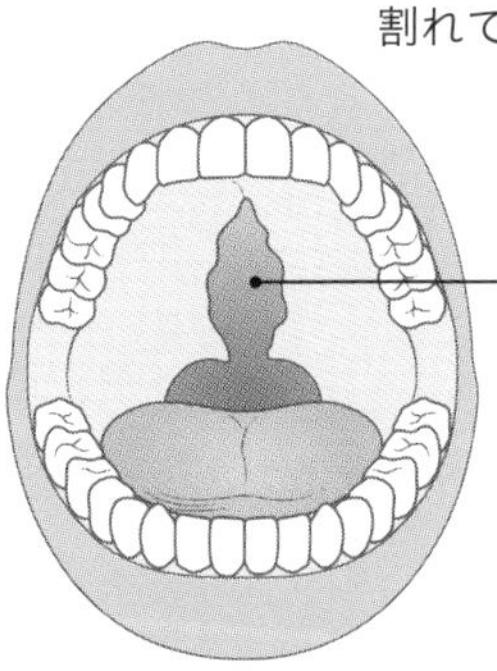

舌強直症（舌小帯短縮症）

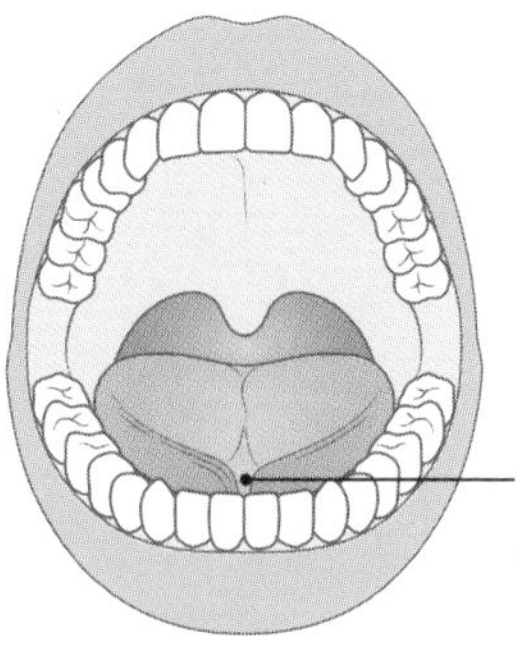

● 話しことばのしくみ ●

ことばを話すときには、音声の元になる空気を吐き出す肺をはじめ、通り道となる気管や声帯、軟口蓋《なんこうがい》、さらに唇や舌を使って発音します。話すために必要な音声器官やその機能に異常があると、構音障害につながります。

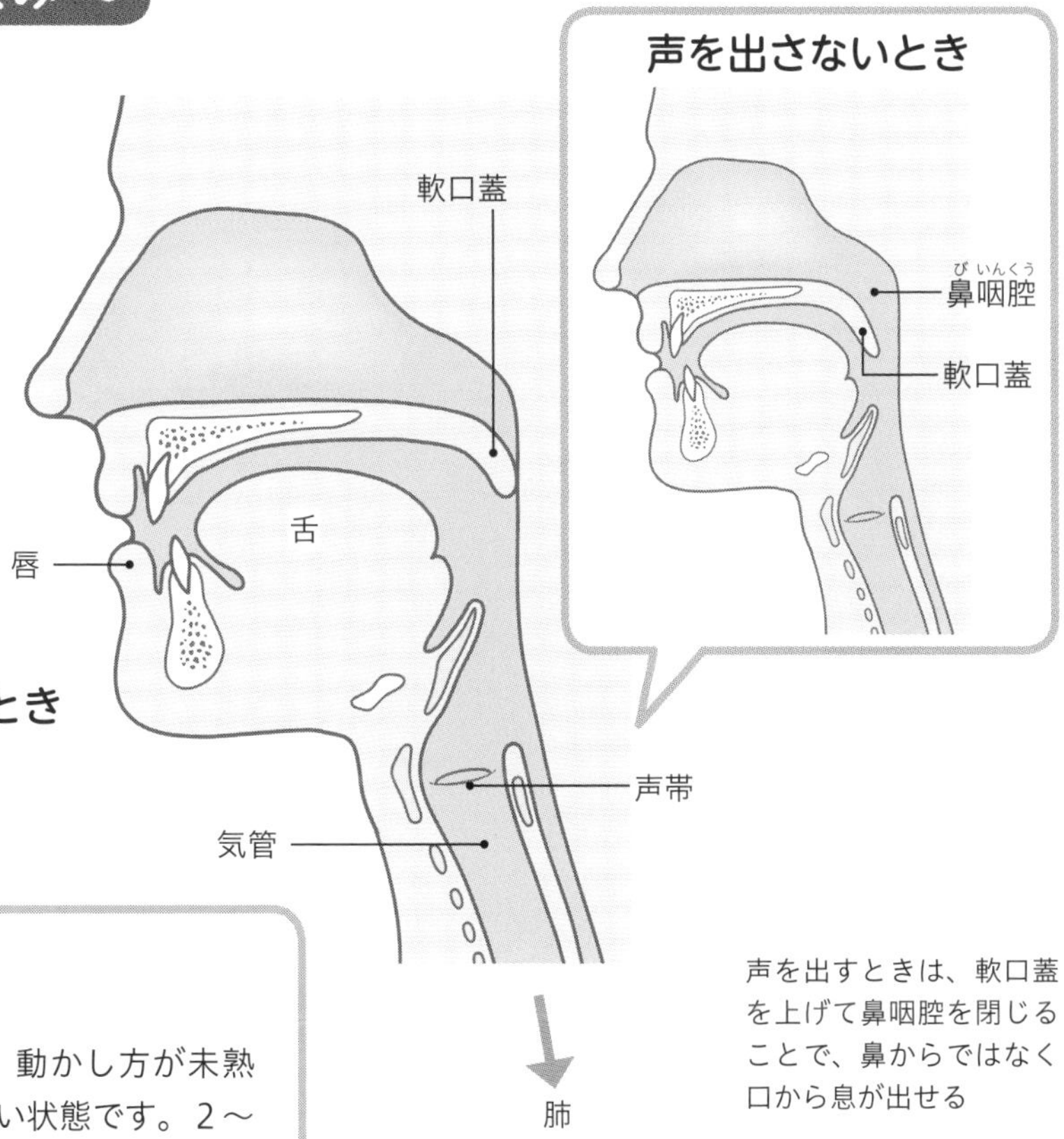
声を出さないとき
鼻咽腔《びいんくう》
軟口蓋
軟口蓋
舌
唇
声を出すとき
声帯
気管
肺

声を出すときは、軟口蓋を上げて鼻咽腔を閉じることで、鼻からではなく口から息が出せる

機能性構音障害

口や舌の形態ではなく、動かし方が未熟なためにうまく発音できない状態です。2～3歳くらいまではうまく話せないのがふつうで「構音未熟」といわれますが、就学を迎える年齢になっても残る場合「構音障害」となります。

ウタギ → ウサギ

成長とともに

ポック → コップ

マヒ性構音障害

子どもの場合はほとんどが脳性マヒによるものです。出産前後になんらかの原因で脳の一部が損傷を受け、それによって運動機能やことばの発達などに困難が生じます。損傷された部位や重症度によって現れる症状はさまざまです。

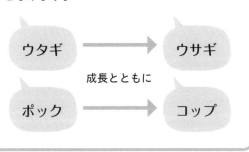

反復的なことばや行動が現れるASD

ことばの遅れは発達障害のひとつのサインとして現れることがありますが、ASDなどの発達障害のタイプやその特性の現れ方は子どもによって多種多様です。

発達障害の重なり

発達障害であるのかないのかに明確な境界線はありません。また、発達のかたよりも子どもによって異なり、ひとくくりにはできません。複数のタイプの重なりも多くみられます。

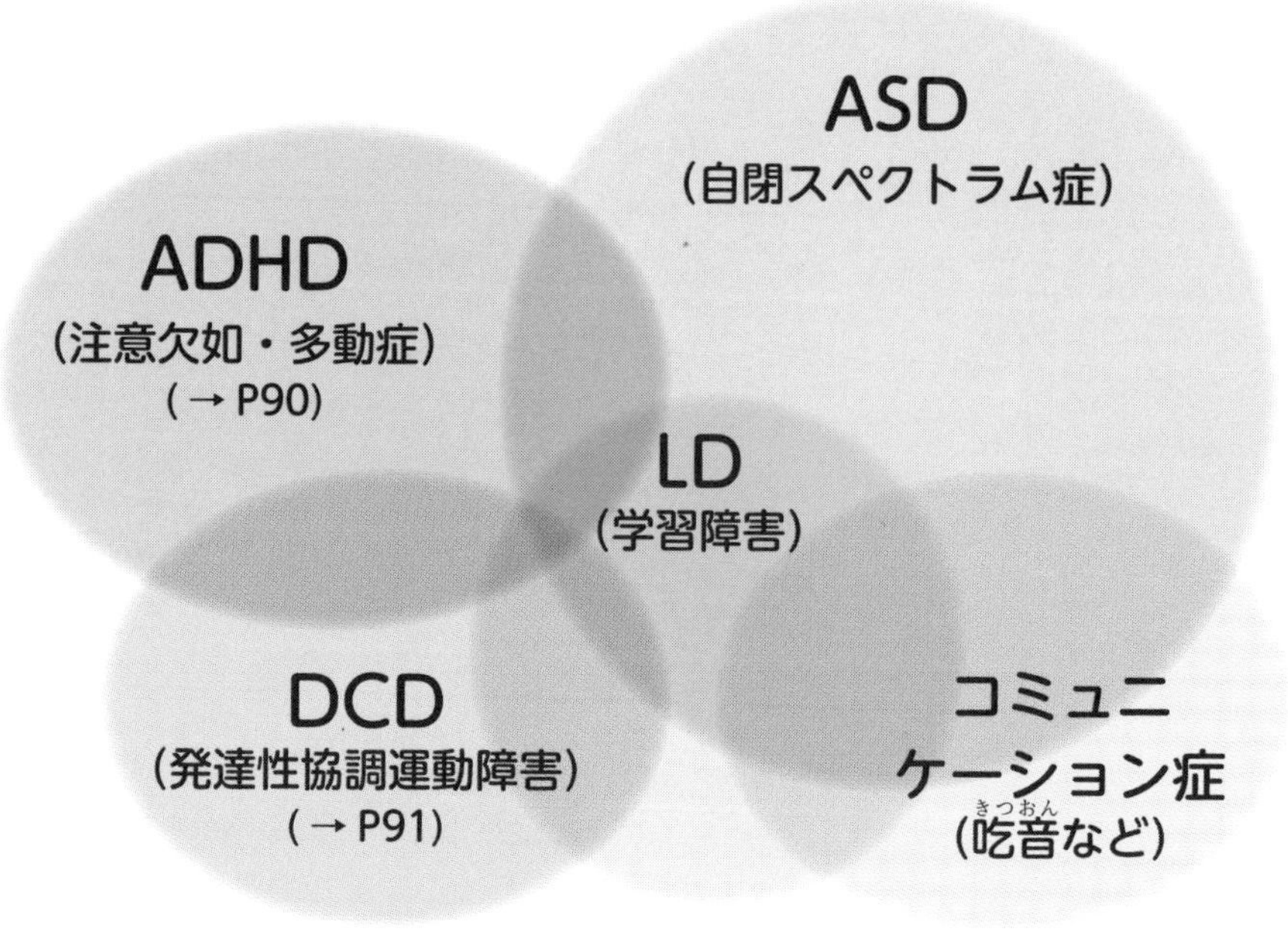
ASD
（自閉スペクトラム症）
ADHD
（注意欠如・多動症）
（→P90）
LD
（学習障害）
DCD
（発達性協調運動障害）
（→P91）
コミュニ
ケーション症
（吃音《きつおん》など）

ASD（自閉スペクトラム症）とは

脳機能の不具合により、情報伝達の認識が通常と異なっていると考えられています。

以前は、自閉症やアスペルガー症候群などのタイプに分けられていました。

しかし、複数のタイプを明確に診断するのがむずかしいことから、現在は総称して、自閉スペクトラム症と呼ばれることになりました。

知的発達の遅れをともなうタイプや、知的発達の遅れはなく、ことば・会話も流暢に話せるもののコミュニケーションが困難というタイプなど、程度や状態はさまざまです。

ASD の特性

コミュニケーションや対人関係を築くのが困難であること、特定の行動・ものなどに強いこだわりを示すなどの特性があります。

ことば・コミュニケーション

- 視線を合わせない
- 対人関係が薄い
- しゃべらない
- 相手のことばをくり返す（エコラリア）
- よばれても反応しない
- 独特なあいさつを返す

感覚

- 視覚などの情報に不具合がある
- 特定の音をいやがる
- 感覚刺激に過敏、あるいは鈍感

こだわり

- 同じ行動をくり返す
- 具体的・視覚的な情報を好む
- 習慣・行動がパターン化している
- 特定のものを強く記憶する

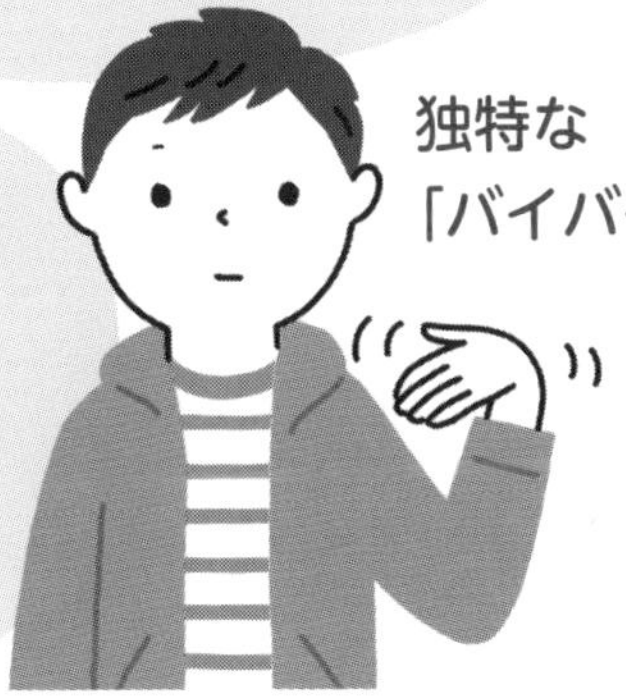

独特な「バイバイ」

バイバイをするとき、手の甲を相手側に向けるしぐさが特徴的

吃音とは

ことばが発達する二～四歳くらいにかけて、なんらかのきっかけで起こると考えられています。話しはじめにつかえる、音をくり返すなどの特性があり、その背景には不安やあせりなど、複雑な精神状態を抱えていることがあります。

自閉スペクトラム症の境界

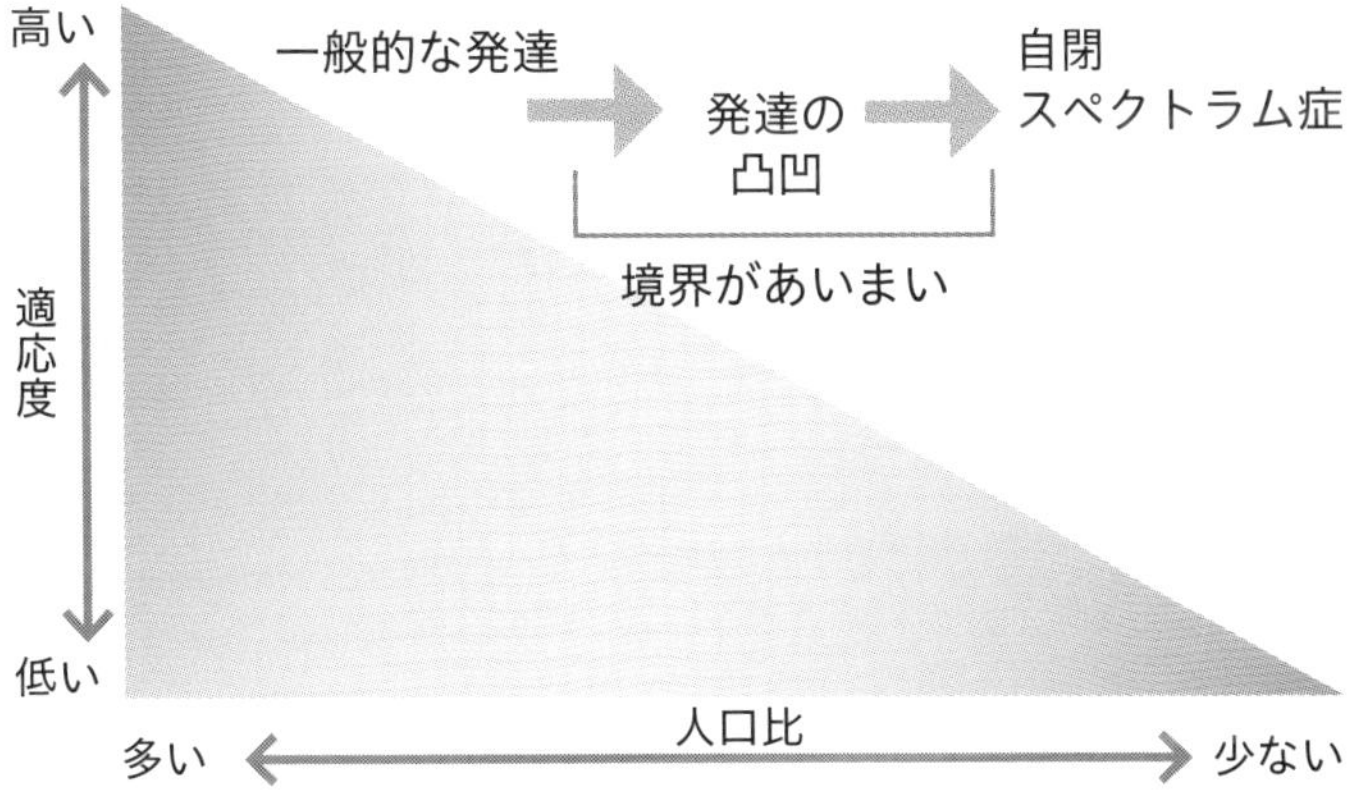

子どもは発達の個人差が大きいため、自閉スペクトラム症などの発達障害との境界がとてもあいまいである

多動や不器用さが特徴のADHD・DCD

発達障害のなかでもとくにADHDはその認知度の高さゆえに、ことばの遅れと結びつけられることがよくあります。しかし、ことばの遅れだけで判断できるものではありません。

ADHD（注意欠如・多動症）とは？

脳機能の不具合によって起こると考えられています。

ひとつのことに集中してとり組むのが苦手なため、不注意や多動性・衝動性といった特性がみられます。

思いついたらすぐに行動してしまうため、悪気はないのですが順番待ちができずに割り込んでしまう、お友だちについ手が出てしまうといったことがあります。

こうした態度や行動は、しつけや子どもの性格によるものだと誤解されることが多い一方、二〜三歳くらいの子どもではADHDによるものかどうか判別するのは非常に困難です。

ADHDの特性

ふだんからとてもそそっかしく落ちつきがない、じっとしていられないなどの特性がめだちます。

不注意

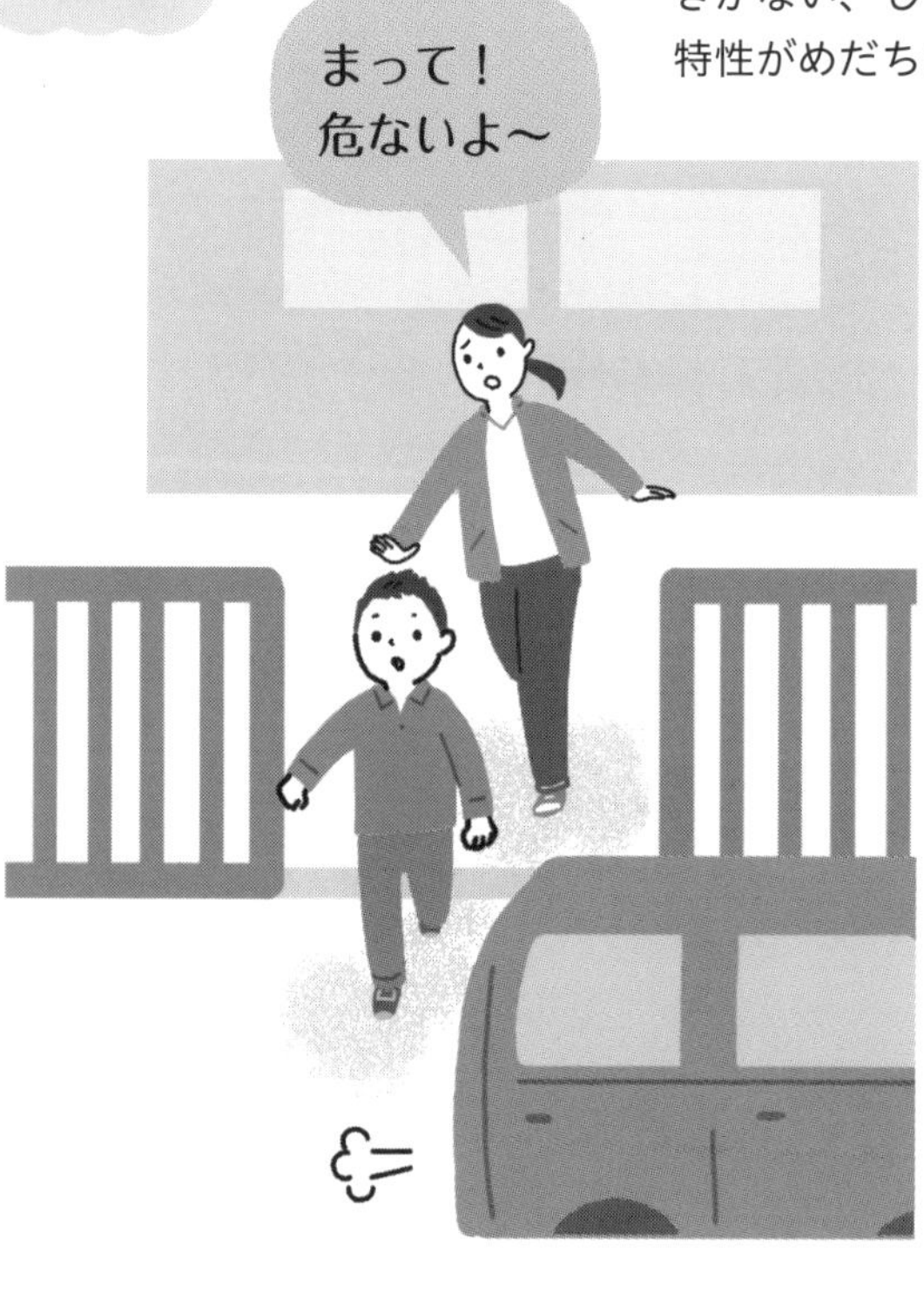

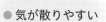

- 気が散りやすい
- 不注意に飛び出してしまう

ADHDの特性は、いずれも2〜3歳の子どもにはよくみられるものばかり。ことばの遅れと結びつけ、勝手に発達障害だと決めつけない

DCDの特性

手先が不器用、全身運動が苦手、バランス感覚があまりよくないなどの特性がみられます。

- ボールをうまく蹴れない
- ボールをうまくキャッチできない

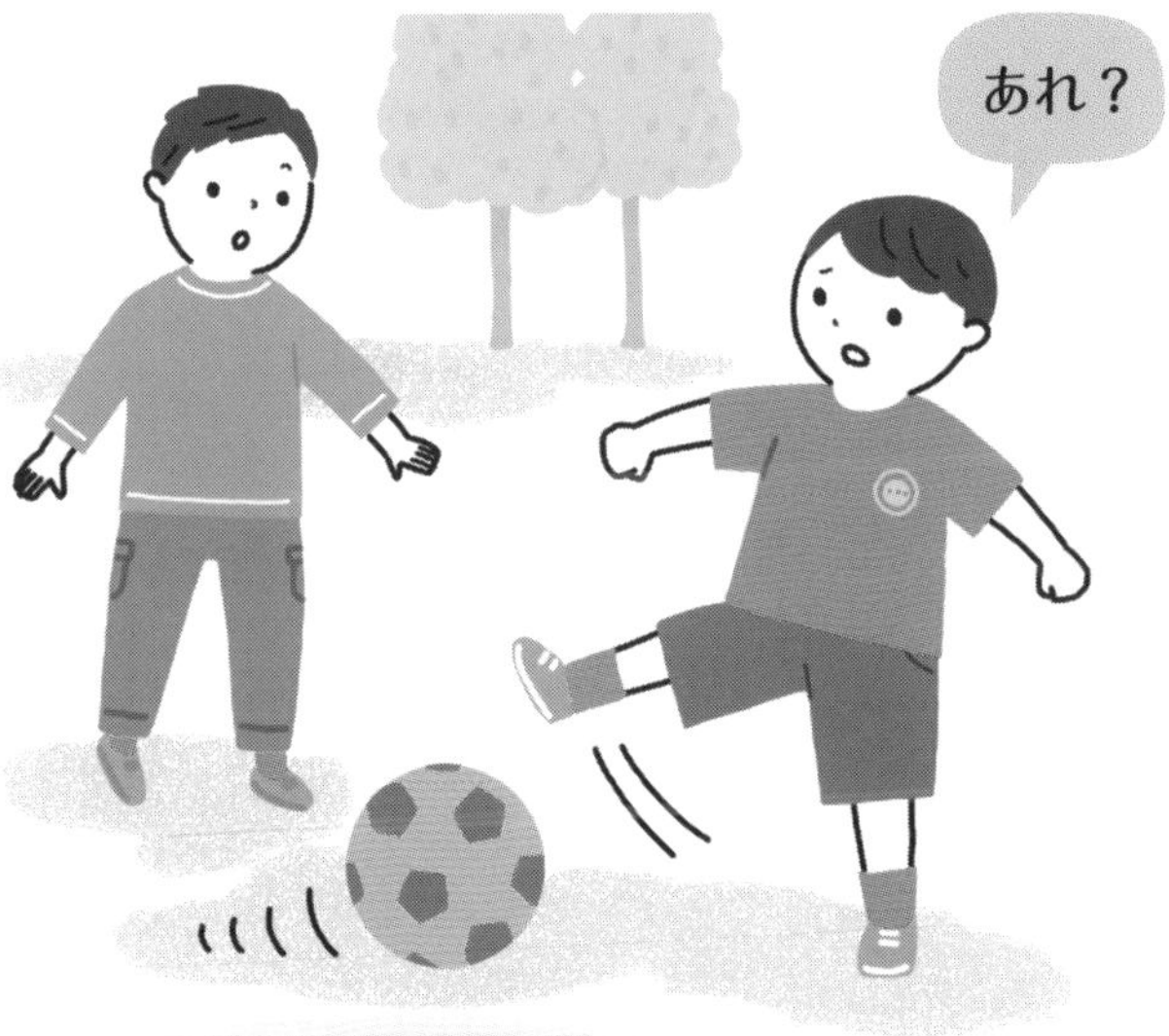

- よく転ぶ
- 「ヒコウキ」のバランス姿勢がとれない

- スプーンやはさみがうまく使えない
- ボタンをとめることができない
- ものをよく落とす

DCD（発達性協調運動障害）とは

DCDでは、とくに手先の不器用さや運動が極端に苦手といった特性があります。手先の不器用さは鉛筆の握り方や文字を書くなど、読み書きの発達や習得に影響し、学習障害（LD）の症状とも重なるため、注意が必要です。

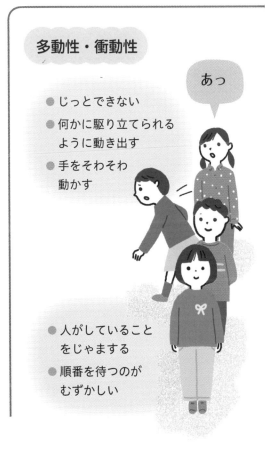

多動性・衝動性

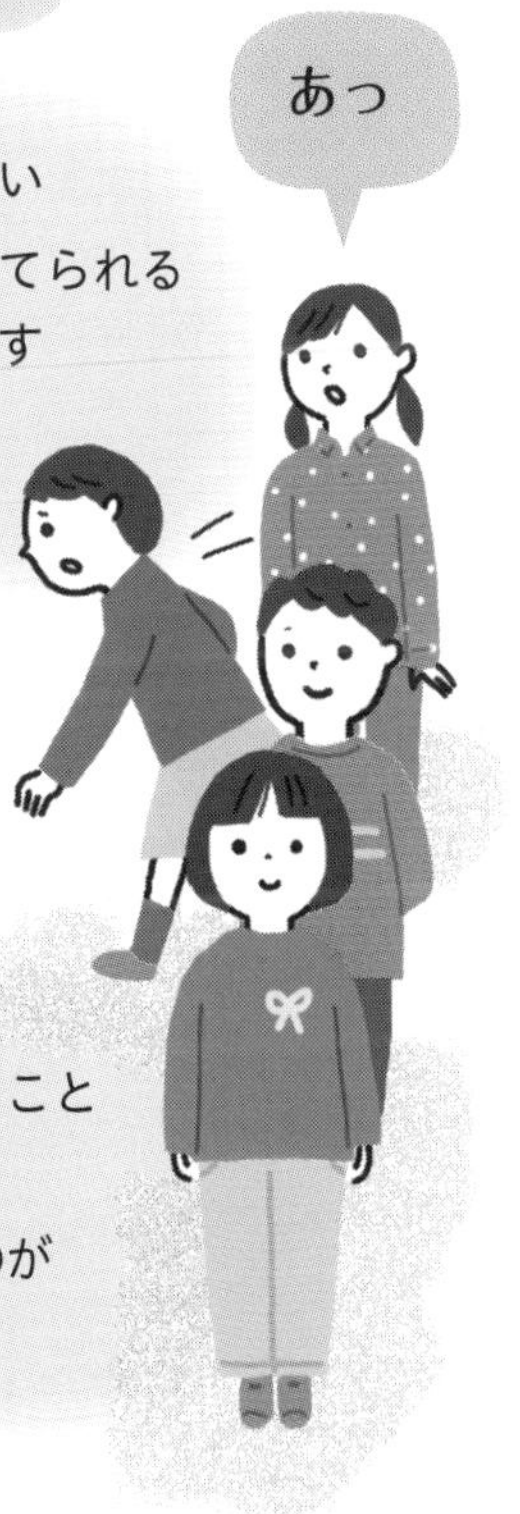

- じっとできない
- 何かに駆り立てられるように動き出す
- 手をそわそわ動かす

- 人がしていることをじゃまする
- 順番を待つのがむずかしい

恐怖心が発語に影響する

子どもの不安障害はじつは多いのですが、親が気づいていない、あるいは深刻にとらえていないことがよくあります。過度の不安がことばの遅れにつながることを知っておきましょう。

不安障害とは

不安障害とは、対象がはっきりとしない対人状況や生活状況において、とても強い恐怖を感じることです。

もともと乳幼児はこわがりで、ちょっとしたことで不安がったり、泣いたりします。親はそれが不安障害だとは思わず、また発育に伴って自然に改善されることもあるため気づかないのです。

しかし、分離不安や限局性恐怖、場面緘黙《かんもく》などは、幼児期にみられることもあり、不安や恐怖心が大きくなると、ことばの発達に大きく影響するだけでなく、発熱や嘔吐、頭痛、腹痛などの身体症状を引き起こし、生活に支障をきたすこともあります。

● 情緒の分化 ●

新生児の段階では「興奮」しか存在しませんが、発育に伴って興奮から快・不快、さらに分化してさまざまな情緒が生まれます。

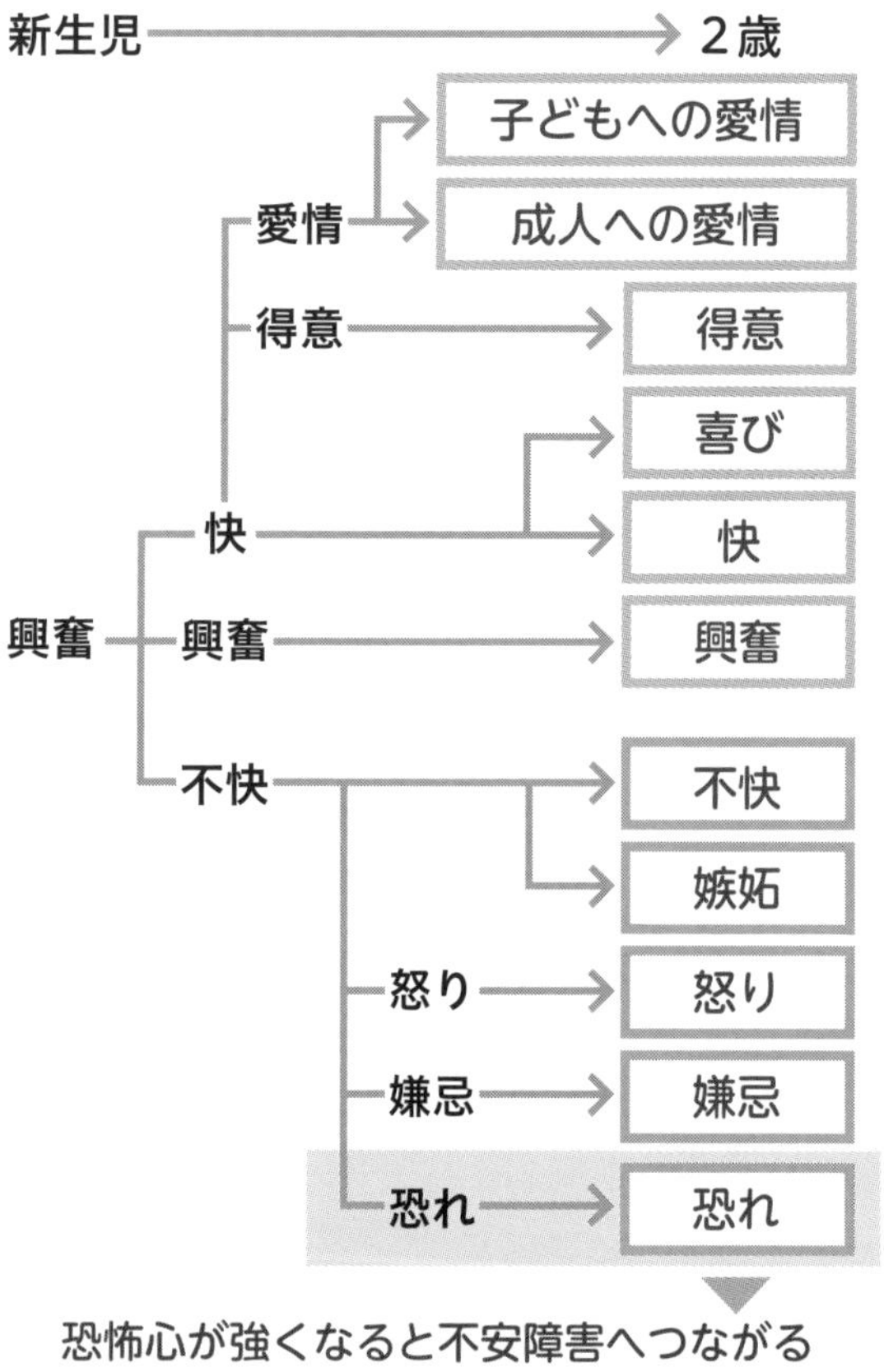

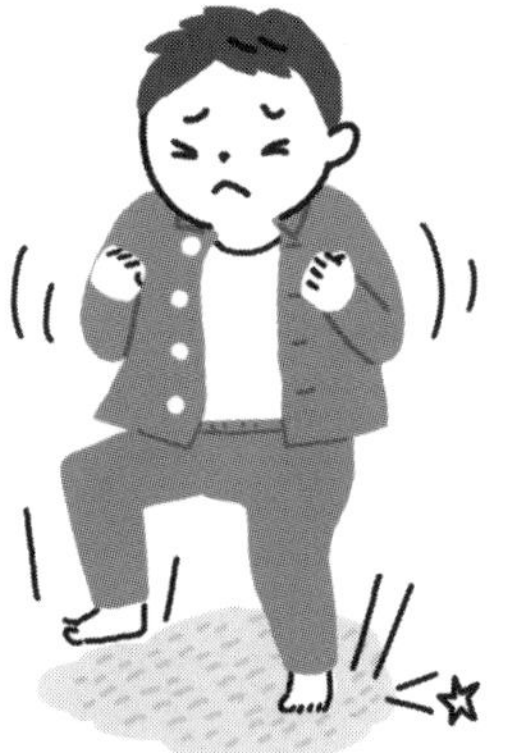

不快な感情は怒りや恐れに分化する

ブリッジス情緒の分化図
『お母さんと子どものコミュニケーションのために』
厚生労働省　健やか親子 21
厚生労働科学研究より一部改変

分離不安

親や愛着を抱いている人と離れることに強い恐怖を抱き、激しく泣きわめきます。常にそばにいないと落ちつかず、少しの時間でも離れることをいやがります。

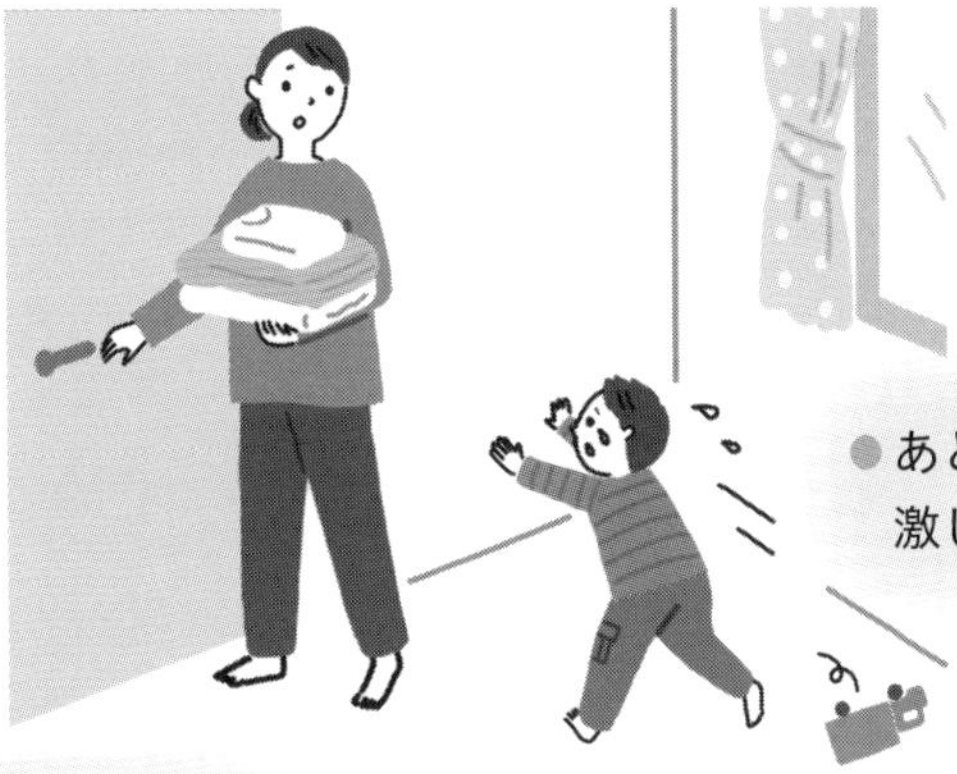
●あと追いが激しい

限局性恐怖

特定のものや状況（嵐、注射、動物、閉鎖された空間、高所、乗り物など）にひどくおびえ、それを回避するために生活に支障をきたすこともあります。

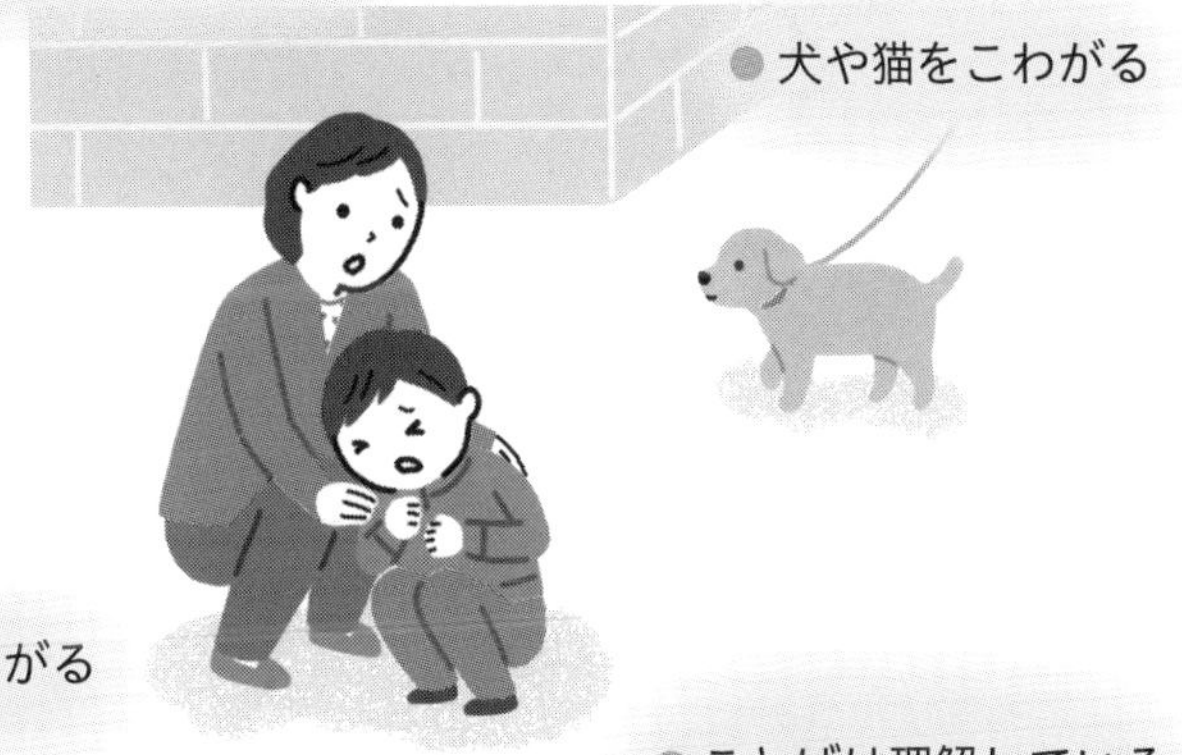
●恐怖心から嘔吐や腹痛が出る
●犬や猫をこわがる
●乗り物をこわがる

場面緘黙

ことばを理解し、話せるにもかかわらず、ある状況や場所などでまったく話せなくなります。指さしやうなずきなどで表現し、ことばを使うことを回避します。

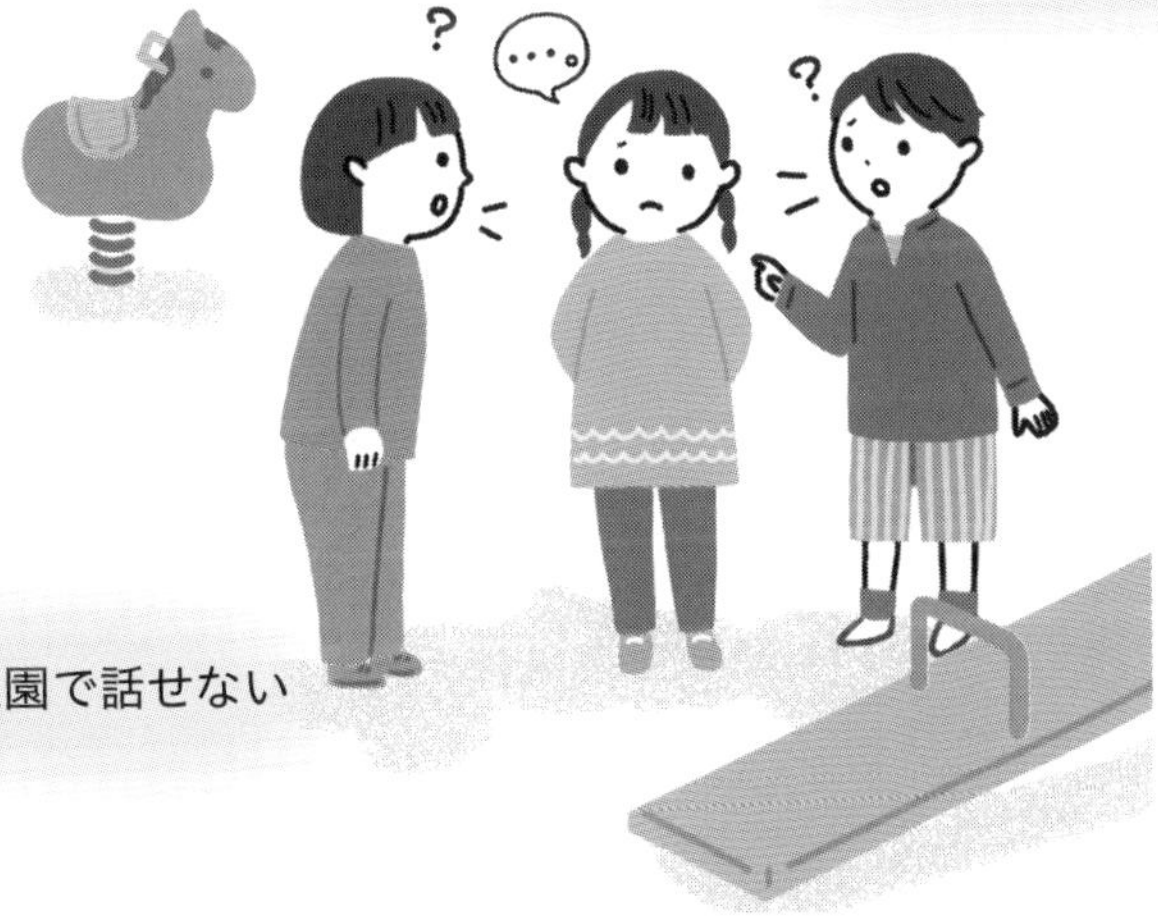
●ことばは理解しているのにしゃべらない
?
…
?
●幼稚園で話せない

ことばや発達の専門家に相談しよう

自治体の育児相談窓口を足がかりにするとよいでしょう。相談機関はいろいろあります。自分が話しやすい場所・窓口をみつけておくと安心です。

● 自分に合った相談相手をみつける ●

話しやすい相手がよいでしょう。初めての相談がすべてではないので、合わないと感じたときには別の相談先を検討しましょう。

健診

- 1歳6ヵ月健診
- 3歳児健診
- 就学前健診

↓

個別相談へ

児童相談所

地域の児童相談所でも、育児や子育て相談、療育教室をおこなっているところがある

自治体の育児相談窓口

保健センター、子育て支援など名称はさまざま。居住している役所に問い合わせるとよい

フォローグループ

ことば教室や親子教室などがある

発達障害者支援センター

発達障害と診断された場合、またはその疑いがある場合にもさまざまな支援をおこなっている

医療機関

発達外来や、発達障害が専門の小児精神科医がいる医療機関を受診する

各専門医登録団体のホームページより、専門医や認定医を探すことができる。●「日本児童青年精神医学会」(https://child-adolesc.jp)、●「子どものこころ専門医機構」(https://kks-kokoro.jp)、●「日本小児精神神経学会」(https://www.jsppn.jp)、●「日本小児神経学会」(https://www.childneuro.jp)

協力してくれる専門家

各分野の専門家によって、さまざまな角度からアプローチがおこなわれ、子どもの発達に関するアドバイスや支援を受けることができます。

ことばの専門家
ST（言語聴覚士）

ことばの発達やトレーニング法について専門的なアドバイスをおこなう。暮らしの相談にものってくれる

心のケアの専門家
臨床心理士

ことばの遅れなどによる悩みを抱えているとき、専門的な立場から心のケアをしてくれる

発達障害医学の専門家
専門医・医療スタッフ

診断だけでなく、支援にかかわるほかの関係者への指示をする役割もある

みんなをつなぐ窓口
保健師

保健センターや保健所などにいて、医師やSTなど専門家への橋渡しもおこなっている

体の動きの専門家
OT（作業療法士）

触覚や動作、手指の不器用さなど、身体面の相談や困りごとに対処する

保育・教育の専門家
保育士・教員

幼稚園や保育園の先生と情報を共有したほうが子どものサポートをしやすい

療育機関

言語聴覚士や心理士、保育士、作業療法士らが在籍しており、さまざまな支援を受けることができる

→ P96

あせらず長い目でみる

支援プログラムを受けても、すぐに結果が出るわけではありません。ことばの習得を急かしたりせず、子どもが笑顔でとり組めるように心がけましょう。

治療＋教育で発達をサポートする

ことばの遅れや発達に特性がある場合は、その子のために適切な治療と教育の両面でサポートすると効果的だと考えられています。こうした支援を「療育」といいます。

子どもが楽しく学べることが療育の基本

　ことばの遅れや発達に特性がある子どもに対して、様子を見守ることと同時にできることがあります。それが「療育」です。子どもの状態に合わせ、治療的な要素を考慮した教育をおこなうことです。

　療育には、児童発達支援センターや児童発達支援事業所などの専門機関で受けるものがありますが、家庭でできることもあります。ふだんの生活のなかで、遊びながらことばを学んでいくことも療育のひとつといえます。どの方法を選択するかは、子どもの様子をみて決めます。親も子どもも苦痛やストレスを感じず、楽しみながら続けられる方法を選びましょう。

療育機関と連携する

　専門知識をもつ指導員やスタッフが担当することで、家庭の療育だけではできない部分を補うことができます。

療育機関での療育

児童発達支援センターや児童発達支援事業所にはSTや臨床心理士などの専門家がいて、その子に適した指導が受けられる

家庭での療育

療育機関で指導を受けたことを家でも反復したり、うまく遊びにとり入れたりすることで、ことばなどの発達をうながす

幼稚園・保育園

園に通いながら支援を受けることもできる

プラスに働く療育を

療育機関を選択するうえで大切なのは、子どもの笑顔が増えること。そして、子どもを支える親への支援もおこなっていることです。

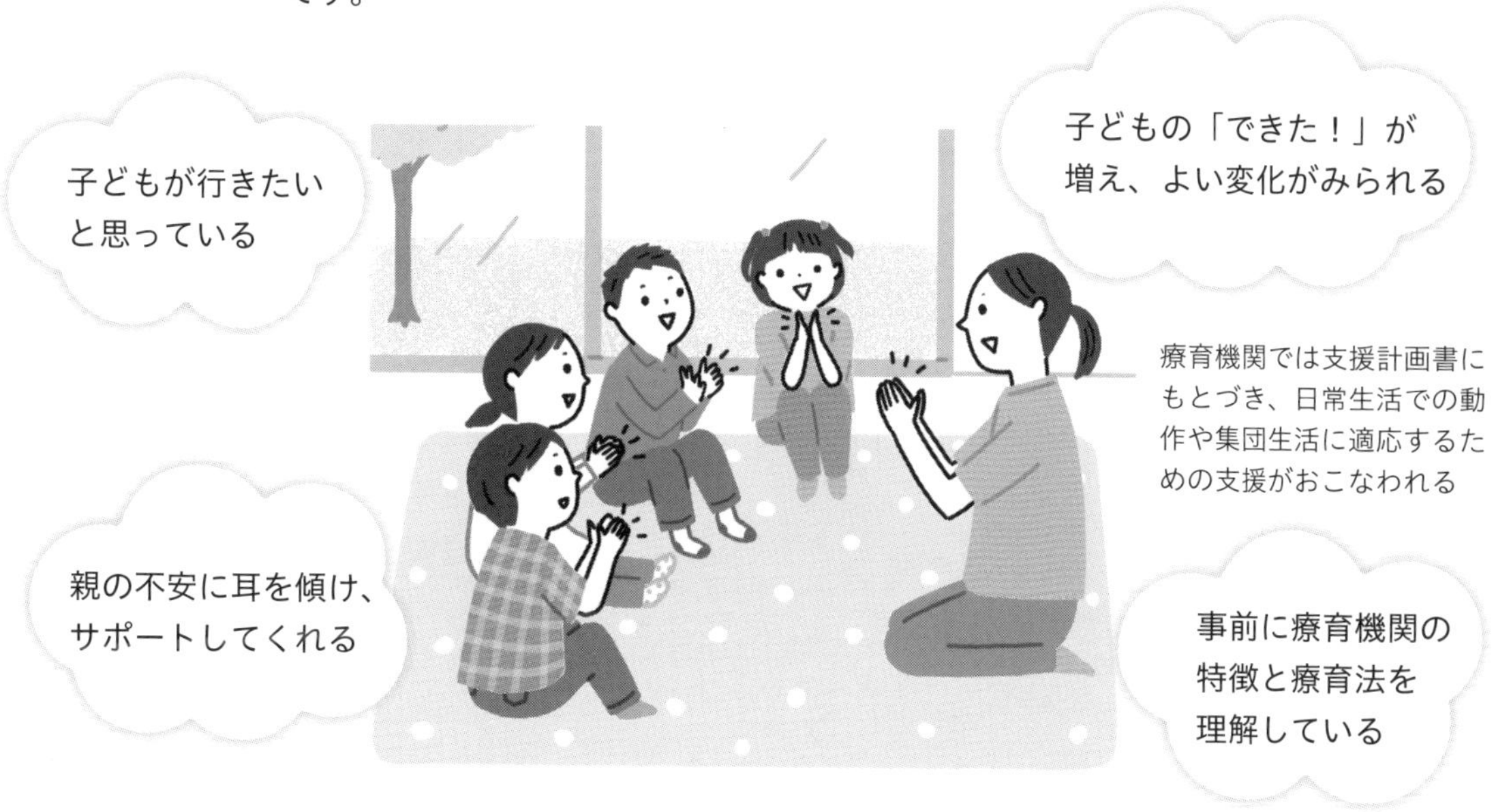
子どもが行きたいと思っている
子どもの「できた！」が増え、よい変化がみられる
療育機関では支援計画書にもとづき、日常生活での動作や集団生活に適応するための支援がおこなわれる
親の不安に耳を傾け、サポートしてくれる
事前に療育機関の特徴と療育法を理解している

そこが知りたい！

療育法にはどんなものがあるの？

療育法はさまざまあり、その効果も子どもによって異なります。ここでは、ことばの発達につながる主な療育法を紹介します。

- **感覚統合**：皮膚感覚や平衡感覚、筋肉・関節の感覚などのネットワークを整理するトレーニングです。
- **インリアル・アプローチ**：ことばかけによって発語をうながします。子どもの行動のまねをするミラリングなどがあります。
- **S-S 法**：絵が描かれたカードや小道具、図版などを使ってことばの発達をうながします。
- **PECS**：絵やことばのカードを使って自発的なコミュニケーションをとれるようにする方法です。
- **その他**：TEACCH（ティーチ）は、自閉症などコミュニケーションに困難がある子どもと家族に対する支援プログラムです。SST は社会生活技能訓練のことで、日常生活をロールプレイングで擬似体験しながら訓練します。

COLUMN

もっとも大切なのは子どもの幸福感

子どもの気持ちを置き去りにしない

親として、子どものことばの遅れが気になるのはあたり前のことです。ことばが遅いためにお友だちとうまく遊べなくなったりしないか、心配はつきないでしょう。そうなる前に、なんとかしてあげたいと思うのも自然なことです。

ただ、心配なのは、熱心なあまりことばの勉強をたくさんさせたり、子どもの望まない習い事をさせたりしてはいませんか？

いちばん大切なのは、子ども本人の気持ちです。親の希望を一方的に子どもに押しつけたのでは、子育てはうまくいきません。

子どもの笑顔とともに親も成長する

ことばが遅れていることに気をとられがちですが、もっとも注意しなければならないのは、子どもが毎日笑顔で元気にすごせているかということです。

子どもの幸福感は、自己肯定感をはぐくみながら、コミュニケーションスキルを高めることで得られやすくなると考えられます。

子どもは、その子なりのペースで日々発育しています。親はできるだけゆったりと構え、見守っていきましょう。大切なのは、子どもの笑顔によりそい、同じスピードで一緒に歩いていくことです。

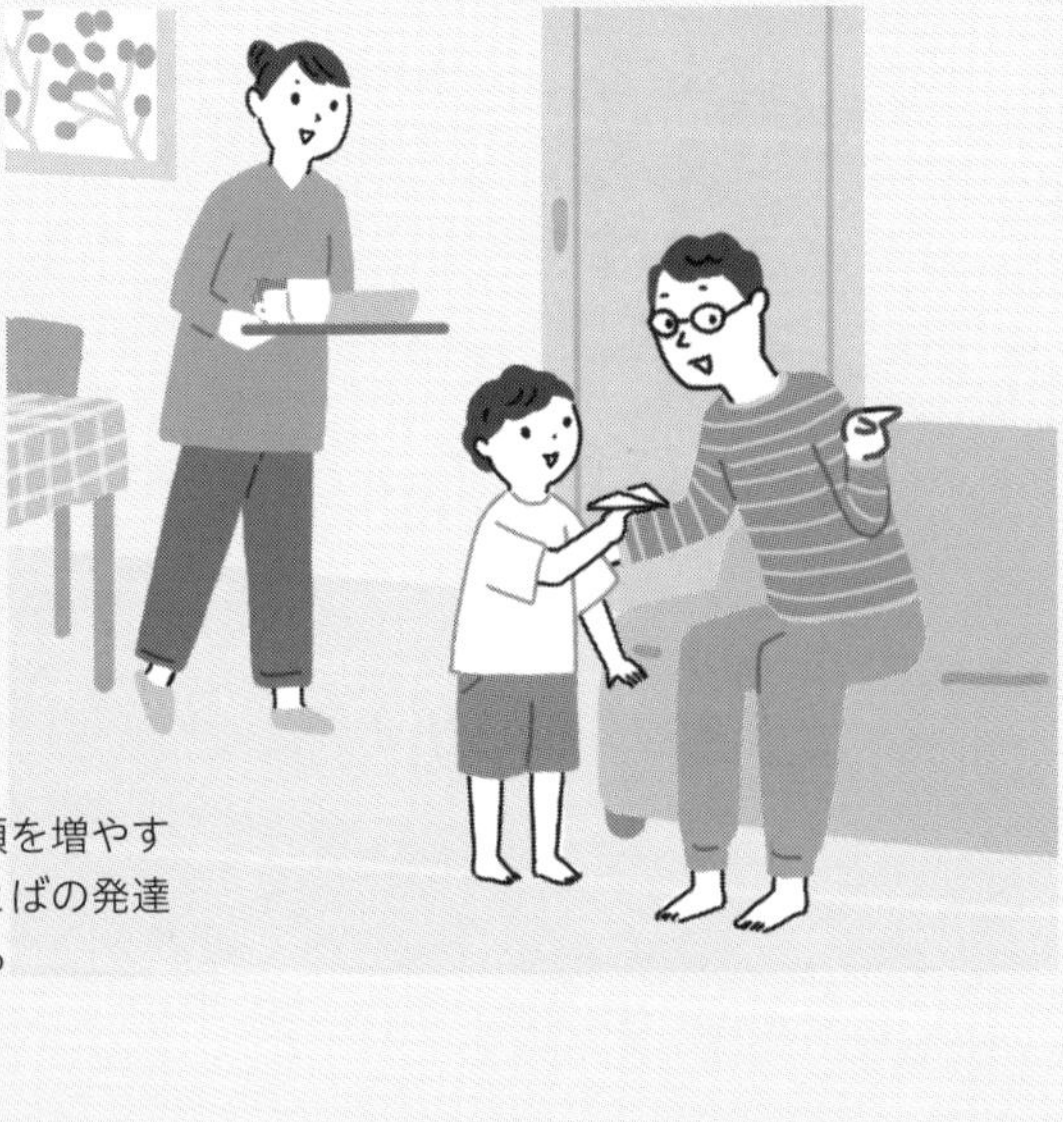

子どもの笑顔を増やすことが、ことばの発達にもつながる

健康ライブラリー

ことばの遅《おく》れが気《き》になるなら
接《せっ》し方《かた》で子《こ》どもは変《か》わる

2021年8月24日　第1刷発行

監　修	古荘純一（ふるしょう・じゅんいち）
発行者	鈴木章一
発行所	株式会社 講談社 東京都文京区音羽二丁目 12-21 郵便番号　112-8001 電話番号　編集　03-5395-3560 販売　03-5395-4415 業務　03-5395-3615
印刷所	凸版印刷株式会社
製本所	株式会社若林製本工場

N.D.C.493　98p　21cm

ISBN978-4-06-524582-8

■ 監修者プロフィール

古荘純一（ふるしょう・じゅんいち）

青山学院大学教育人間科学部教育学科教授。小児科医、小児精神科医、医学博士。1984年昭和大学医学部卒、88年同大学院修了。昭和大学医学部小児科学教室講師を経て現職。小児精神医学、小児神経学、てんかん学などが専門。発達障害、トラウマケア、虐待、自己肯定感などの研究を続けながら、教職・保育士などへの講演も。小児の心の病気から心理、支援まで幅広い見識をもつ。主な著書・監修書に『自己肯定感で子どもが伸びる――12歳までの心と脳の育て方』（ダイヤモンド社）、『発達障害サポート入門――幼児から社会人まで』（教文館）、『日本の子どもの自尊感情はなぜ低いのか 児童精神科医の現場報告』（光文社新書）、『空気を読みすぎる子どもたち』（講談社）など。

■ 参考文献・参考資料

古荘純一著『医療・心理・教育・保育の授業と現場で役に立つ子どもの精神保健テキスト　改訂第2版』（診断と治療社）

古荘純一著『自己肯定感で子どもが伸びる――12歳までの心と脳の育て方』（ダイヤモンド社）

古荘純一著『「いい親」をやめるとラクになる』（青春出版社）

「発達教育」編集部編『動きの力と社会に適応する力を育てる運動・ゲーム45』（発達協会）

鴨下賢一編著 池田千紗・小玉武志・髙橋知義著『発達が気になる子の脳と体をそだてる感覚あそび』（合同出版）

川上康則監修『発達の気になる子の学校・家庭で楽しくできる感覚統合あそび』（ナツメ社）

藤田郁代シリーズ監修 玉井ふみ・深浦順一編『標準言語聴覚障害学　言語発達障害学　第2版』（医学書院）

中川信子著『健診とことばの相談 1歳6か月児健診と3歳児健診を中心に』（ぶどう社）

中川信子著『1・2・3歳ことばの遅い子――ことばを育てる暮らしの中のヒント』（ぶどう社）

黒澤礼子著『赤ちゃんの発達障害に気づいて・育てる発達障害の完全ガイド』（講談社）

林洋一監修『史上最強図解 よくわかる発達心理学』（ナツメ社）

●編集協力　重信真奈美　奥村典子（オフィス201）
●カバーデザイン　長﨑 綾（next door design）
●カバーイラスト　タハラチハル
●本文デザイン　南雲デザイン
●本文イラスト　タハラチハル　千田和幸

講談社　こころライブラリー／健康ライブラリー　スペシャル

空気を読みすぎる子どもたち

青山学院大学教授・小児精神科医
古荘純一　監修

親の言うことをよく聞く「良い子」ほど危ない！
子どものSOSをキャッチして、自己肯定感を育もう！

ISBN978-4-06-520126-8

発達が気になる赤ちゃんにやってあげたいこと

臨床心理士・心象発達心理士
黒澤礼子

発達を促すプログラムで、言葉が生まれる、
気持ちのコントロールができる、人とかかわる力が育つ！

ISBN978-4-06-259865-1

発達障害の親子ケア
親子どちらも発達障害だと思ったときに読む本

どんぐり発達クリニック院長
宮尾益知　監修

家族関係の悪化は子どもだけでなく親も発達障害だったから⁉
「親子ケア」で家族関係が安定すれば親も子も楽になる！

ISBN978-4-06-259691-6

3歳までの子育てに大切なたった5つのこと

児童精神科医
佐々木正美　監修

「5つのこと」を心がけるだけでみるみる変わる！
パパ&ママ、保育園・幼稚園の先生向けのハッピー子育てレッスン。

ISBN978-4-06-259680-0

講談社　健康ライブラリー　イラスト版

知的障害／発達障害のある子の育て方

徳田克己　水野智美　監修

障害のとらえ方から家庭でのかかわり方まで、
子どもの育ちを促すためのヒントが満載！

ISBN978-4-06-519309-9

自閉症スペクトラムがよくわかる本

信州大学医学部子どものこころの発達医学教室教授
本田秀夫　監修

原因・特徴から受診の仕方、育児のコツまで、
基礎知識と対応法が手にとるようにわかる！

ISBN978-4-06-259793-7

支援・指導のむずかしい子を支える魔法の言葉

特別支援教育ネット代表
小栗正幸　監修

話が通じない、聞く耳をもたない子の心に響く対話術。
暴言・暴力、いじめ、不登校……困った場面も乗り切れる！

ISBN978-4-06-259819-4

子どものトラウマがよくわかる本

こころとからだ・光の花クリニック院長
白川美也子　監修

虐待、性被害、いじめ……過酷な体験が心に傷を残す。
子どものトラウマの特徴から支援法まで徹底解説！

ISBN978-4-06-520432-0